精神醫療的美麗境界

大溫哥華精神衛生照護模式

A Beautiful Mind of Psychiatry

Greater Vancouver Mental Health Service (GVMHS)

張君威◎著
Vincent, Chun-Wei Chang, M.D.

本書介紹廿一世紀最符合人性的精神醫療模式，詳述加拿大溫哥華社區精神醫學的治療理念與成功經驗，值得所有關心精神醫療人員參考。

715
HEALTH CENTRE

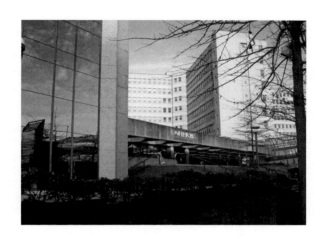

《傲視北美的溫哥華總醫院暨健康中心》

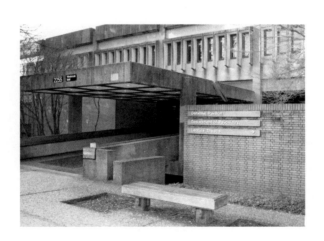

《加拿大英屬哥倫比亞大學精神醫學系》

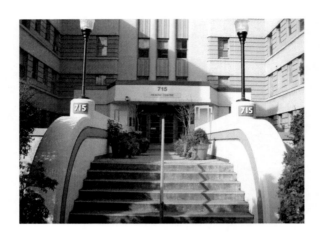

《溫哥華總醫院精神科大樓入口》

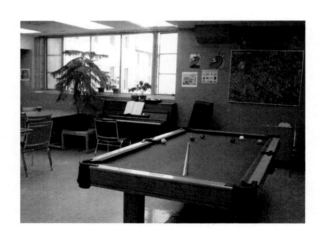

《溫哥華總醫院精神科病房娛樂室》

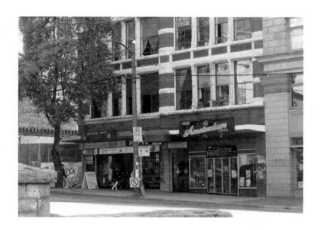

《溫哥華市 Downtown East Side 可以找到許多與大麻有關的東西》

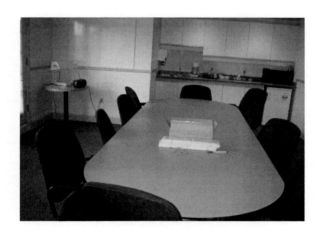

《病房的討論室，常常成為強制住院病人控告精神科醫師非法拘留，稱為 Review Panel 的簡易法庭》

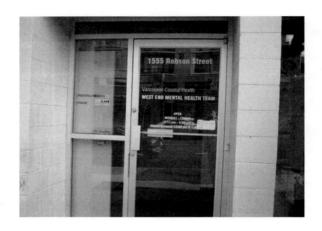

《位於溫哥華市，Robson Street 的 West End Mental Health Team》

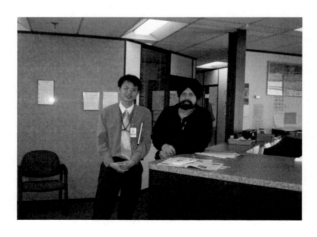

《Grandview-Woodland Mental Health Team
的精神科醫師 Dr. Singh》

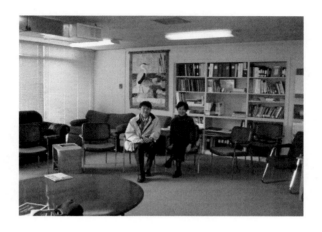

《North East Mental Health Team 的 Multicultural Case Manager：
Sophia Woo》

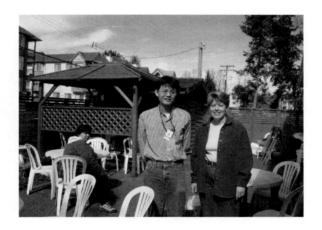

《位於 Langley 的 Stepping Stone Clubhouse》

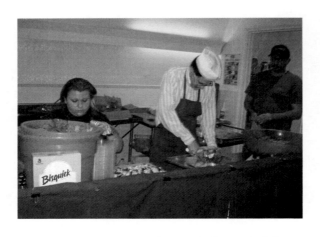

《美國紐約活泉之家會員正準備西式午餐》

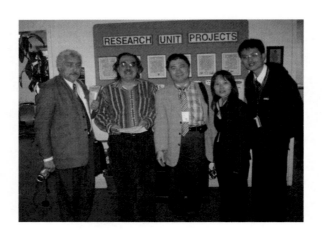

《羅馬尼亞醫師、台灣燕巢醫療團隊與活泉之家的導覽會員合影》

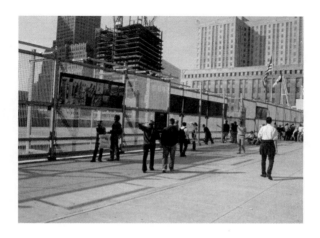

《九一一後，重建中的紐約世貿雙子星大樓》

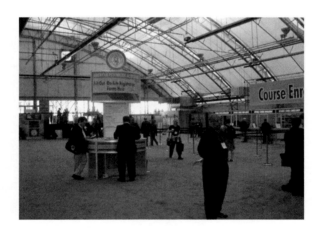

《美國精神醫學年會，是全世界精神科醫師
常去的朝聖地》

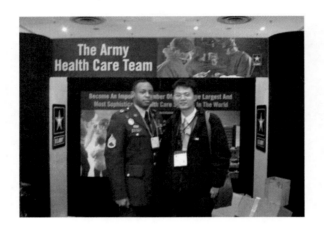

《紐約美國精神醫學會軍陣精神醫學展示攤位》

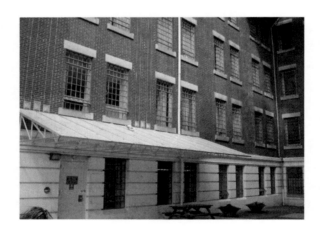

《Riverview Hospital 網狀欄杆隔離的精神科重症病房》

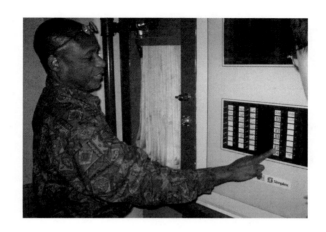

《Riverview Hospital 精神科 ICU 病房暴動時，工作人員透過護理
站內的按鈕，可以將每個房間鎖住》

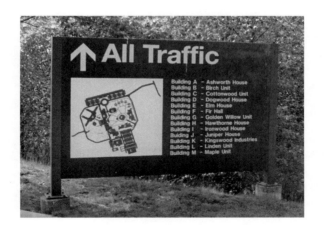

《司法精神醫院，按英文字母，從 A 到 M 分區，
代表病人嚴重度逐漸遞減》

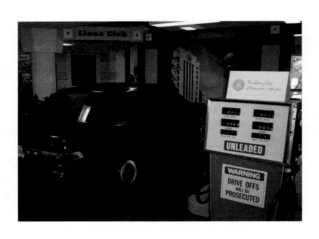

《Holy Family Hospital 為訓練住院老人開門及自己加油的能力，
特將一部真的汽車與加油站置放在醫院大廳，讓病人練習》

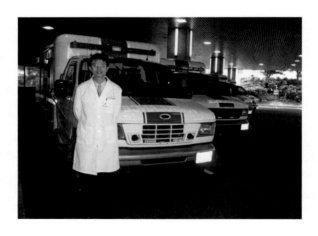

《溫哥華總醫院急診室前的救護車隊》

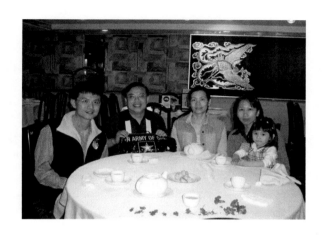

《他鄉遇恩師，東道主陳展航主任伉儷
招待溫哥華港式料理》

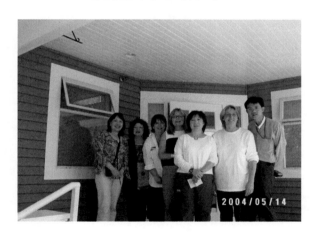

《住所服務，Dr. Judith Leong 與 Venture 的醫療人員》

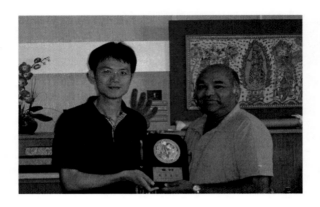

《GVMHS 指導教授 Soma Ganesan》

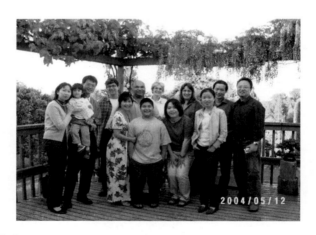

《群英會：Mental Health Evaluation & Community Consultation Unit
主任 Dr. Elliot Goldner，溫哥華總醫院精神科主任 Dr. Soma
Ganesan，司法精神醫院院長 Dr. Emlene Murphy，成田赤十字病院
佐竹 直子醫生，中南大學精神病司法鑑定中心主任 王小平醫
師，杭州精神病院 駱宏醫師，國軍北投醫院 張君威醫師》

序

　　怎麼樣的醫療照顧，最符合身心障礙者的需求，是先進國家社會福利努力的目標。聞名於世的大溫哥華精神健康照護模式(GVMHS, Greater Vancouver Mental Health Service)，是加拿大溫哥華地區針對身心障礙者的關懷，歷經數十年的努力，發展出目前最符合人性的精神醫療照顧模式。尤其是社區心理衛生中心與個案管理員制度的推行後，全市所有精神病患的病況納入個案管理，由專責社區心理衛生中心固定的社工師與精神科醫師終生照顧。在完善的治療與復健計畫下，病人逐漸回歸社區進行復健，療養院病房逐漸關閉，不僅減少許多醫療成本，病人也學到自我照顧與自力更生的能力。

　　目前台灣雖然採用西方的精神醫療模式，但由於民眾普遍認為精神病患是社會的不定時炸彈，而抱持恐懼的心理；對精神病患治療的期待，多數仍停留在住院隔離治療。矛盾的是，民眾一方面希望政府增設精神科病床；另一方面，卻又不准精神科療養院，蓋在自己的社區附近。精神療養院，似乎只能籌設在偏遠的地區，這樣對病患的人權及與其照護者的長久分離，是否公平合理？是不是對病患的精神健康，提供最好的治療？

　　這樣子光怪陸離的現象，和歐美先進國家，數十年前的情況一樣。然目前，許多研究報告顯示，醫院並不是治療精神疾病的最好地方，特別是精神疾病後期的復健階段。近年來，歐美等國推行社區精神醫療模式，讓精神病患在專業人員的監督下，回歸社區。俱樂部會所、各式復健機構與社區心理衛生中

心逐漸取代精神科病房，精神醫療工作團隊也走入社區，病患的治療效果更為顯著，人權也受到進一步的保障。

百聞不如一見，每年有許多國家的精神醫療工作者，前往溫哥華考察這個成功模式。2004 年，我申請到國防部軍醫局公費，前往加拿大英屬哥倫比亞大學及溫哥華總醫院精神科擔任臨床研究員。我實在無法相信溫哥華的精神醫療竟然可以做到如此的符合人性與完美。在讚嘆聲中，悸動的寫下臨床研究員手記，以遊記的方式連載於台灣精神醫學會訊，希望能引起一些迴響。然由於篇幅的限制，許多理念與照片無法呈現，更無法完全的表達所看到的一切，希望藉者出版專書的方式，讓大溫哥華精神健康照護模式，更完整的呈現在讀者面前。

本書共分十四章，第一章鋼琴師，介紹溫哥華精神病房設置；第二章大溫哥華精神衛生服務，介紹精神醫療的架構；第三章控訴，介紹精神病患的人權保障；第四章顫抖的街道，介紹溫哥華地區藥物濫用的管理；第五章活泉之家，介紹俱樂部會所的起源與發展；第六章訓練制度，介紹溫哥華精神醫學教育訓練；第七章搶救台灣移民，介紹移民者不為人知的身心問題；第八章永遠的鐵達尼，介紹精神醫療的去機構化運動；第九章大哥的家，介紹溫哥華的司法精神醫學制度；第十章白色巨塔，介紹加拿大醫師的理念；第十一章主動化社區治療，介紹精神醫療的實務運用；第十二章旅店，介紹精神病患的住所服務；第十三章匿名戒酒會，介紹精神病患的團體治療；第十四章聾瞎啞跛向前行，敘述台灣醫生在國外研究的心路歷程。

　　感謝出發前，精神醫學界葉英堃教授對筆者研究方向的指引，溫哥華總醫院進修前輩呂煦宗醫師的大力推薦，國軍北投醫院李光輝醫師與馮煥光院長的全力支持，還有許多在進修過程中給予鼓勵的國內外師長，讓我領略溫哥華精神醫療的身心桃花源。

　　其實，台灣精神醫療演進過程中，很多我們目前所擔憂的問題，北美地區過去都曾發生過，也尋求到符合其文化的醫療模式。希望能藉由觀念的傳遞，減少我們未來自行摸索的過程，並結合病患、家屬與精神醫療工作同仁的共同努力，讓台灣的精神醫療，躍進入一個新的美麗境界。

張君威

西元 2005 年 2 月 15 日

精神醫療的

美麗境界

目次

第一章　鋼琴師

　　每當病房傳來優雅的鋼琴樂聲，常使在護理站絞盡腦汁分辨潦草英文病歷的我，暫時靜下心來，聆聽那屬於兒時彈琴的回憶。熟悉的曲調，溫暖著異地遊子的心靈，山腰上的家樂曲，勾起戀戀北投溫泉的美麗回憶。曼妙的旋律，使我不禁想探頭尋找電影鋼琴師（Shine）那個日以繼夜練習拉赫曼尼諾夫第三號鋼琴協奏曲的精神分裂症患者 David Helfgott 的足跡…。

　　位於十二街的溫哥華總醫院（Vancouver General Hospital）健康中心（Health Centre）的 E1 病房是我擔任英屬哥倫比亞大學精神醫學臨床研究員的起點。E1 病房雖然定位為急性病房，卻有許多和我過去在台灣急性病房不同的經驗與感受。誠如在這裡帶領我的主治醫師群所說，在這裡每個人不管他的經濟情況、家世背景、種族膚色如何，他都是一樣的被尊重，沒有任何差別待遇。這個尊重的背後，當然意味著很多的歷史文化演變、政府醫療預算與醫病關係。

　　從台灣出發前，請教幾位曾到國外進修的老師前輩，他們要我謹記的是不同國家的制度不同，這樣的他山之石，未來要運用在將來的台灣，還需要配合台灣的實際情況。我想我也不會因為來這裡進修之後，就毫不思索的以這裡的模式為最高指導原則，畢竟台灣本土化精神醫療有其成長的背景，台灣人民對精神疾病的態度也有外國人無法想像的文化宗教意義。加拿大的精神醫療系統，對我是過客，不是歸人，但我永遠會記得在這交會時互放的光亮。

　　我要來這裡學習的東西他們稱之為 GVMHS（Greater Vancouver Mental Health Service），在 GVMHS 的分層架構下有數十個子計畫，GVMHS 規劃下屬子計畫的規範與原則。感謝出發前衛生署醫政處吳文正科長提供的 2000 年台北市政府湯華盛醫師等七位精神醫療人員到加拿大考察社區精神醫療的報告資料，使我對社區精神醫療的進修計畫有初步的輪廓。我根據這樣的資料表達我的進修計畫，帶著國軍北投醫院張敏、馮煥光兩位院長及社區精神科李光輝、李嘉富兩位主任的鼓勵與軍醫局的公費贊助下，得以遠度重洋，展開加拿大溫哥華社區精神醫學研究之旅。

　　眾裏尋他千百度…，曾經在英屬哥倫比亞大學進修的精神科醫師 Andrew Lu（呂煦宗醫師）內線引薦我的指導教授 Soma Ganesan 目前正好擔任 GVMHS 的主席，也是英屬哥倫比亞大學（UBC, University of British Columbia）精神醫學系教授及溫哥華總醫院精神醫學中心主任。他曾在 2003 年日本橫濱世界精神醫學會（WPA）中發表過 Vancouver Mental Health Services-an Integral Part of the Health System，雖然只有短短六頁摘要，卻是大溫地區精神醫療數十年的努力成果。

　　GVMHS 隨時間的進展，一直更新改變(目前更名為 VCMHS，Vancouver Coastal Mental Health Service，但名氣不如過去的 GVMHS)，但著眼以病人為中心的照護與病人回歸社區的去機構化精神是不變的。據他們說美國國家衛生院曾派許多醫生來此學習，並在 Oregon 的 Portland 建立此模式（假如我英文沒有聽錯的話）。目前日本方面，也一直很有興趣的持續派遣精神科醫師前來取經。

　　到溫哥華前，我一直透過 E-mail 跟 UBC 精神醫學系說要學 Community Psychiatry，對方好像覺得範圍太籠統。UBC 畢業的夏一新博士要我跟他們說就是要學你們最專精的部分，我想對方大概很難回答（後來我發現這裡有許多特別的專科，如 Cross Cultural Psychiatry, Mood Disorders, Sex Medicine, Mental Health Evaluation & Community Consultation Unit 等都值得大家來學習，目前也有來自中國長沙與杭州的研究員在這裡研習），所以一直無法取得入學同意函。直到楊聰財博士引薦我去請教曾經擔任 UBC 大學客座教授葉英堃醫師，他跟我說你到加拿大學 GVMHS 就對了。GVMHS 就是他們的葵花寶典，也是他們在世界衛生組織引以為傲的部分。用進修 GVMHS 當通關密碼，入學許可與工作簽證就順利的下來了。

　　剛開始我有點納悶為何我來學社區精神醫療，卻被安排到急性病房看他們如何照顧病人。後來我發現他們的醫生是和社區結合的，除了病房外也分屬於不同的社區心理衛生團隊。當他們到社區看診時，我也跟著去追蹤病人，社區追蹤的病人又會在醫院看見。To see is to believe.書本上的那一章 Community Psychiatry 在通過專科醫師考試後，好像船過水無痕。如今我發現臨床實地見識，可能不完全能經由教課書所能想像推敲的。

　　對我而言，收穫最大的應該在工作中學習時，腦海中原有架設的精神醫療概念思維不斷的受到衝擊與的挑戰。我來自台灣，別人記不起我的名字，溝通障礙是精神科醫師必須突破的瓶頸。只好換個別人可以聽的懂的英文名字 Vincent（Vincent van Gogh），加入 E1 病房的工作團隊（E1 Psychiatry Ward Team），參與病房精神科醫師的臨床作息，生活也開始上緊發條。

　　這個病房只有 20 床，病房大小規模不輸給國內 50 床急性
病房的空間；上班時間，工作人員有四位主治醫師，五位主治
護士，加上護理長、社工師、行政助理等。此外，每個病人在
住院中，還會有社區心理衛生團隊的個案管理員前來協助出院
準備服務，整體的醫病人數比應該快超過一比一吧。病房內的
活動空間有好幾區，可容十多人開會的豪華 Lounge，TV Room，
不想在床邊吃飯可以去的 Kitchen Room，兩側迴廊都有圓桌及
四到六個沙發座椅（前面這些設備最少是三星級以上），活動室
有鋼琴、撞球、拼圖及寫字的圓桌，吸煙地點在樓下一個涼亭。
這些空間加起來已不輸給整個病房的房間，而且這裡的沙發都
很舒服，是很好的會談椅。此外，護理站還有免費市內電話，
給病人及家屬雙向撥接，整個居住的環境品質，不輸給一般家
庭。這樣以病人為中心的照護，是要花加拿大政府不少預算的。

　　在醫師的部分，為配合每位醫師參與社區醫療，半天病房，
半天社區；每個星期不同的日子我跟著不同的主治醫師。很巧
的是我跟的這些醫師沒有一個是在加拿大完成醫學教育，他們
都是移民到加拿大工作的。過去他們有在蘇俄、印度、英國、
美國等地求學及擔任精神科醫師或臨床研究員的經驗，最後他
們選擇在這裡落地生根，成為加拿大公民。他們告訴我，喜歡
這裡的理由是人受尊重，醫生不用像他們以前的國家，一天看
好幾十個病人。

　　這種人與人互相尊重的感覺，隨著在這裡停留的時間越久
而逐漸感受到。走在路上，是車讓人，車子在遠遠地方停下來，
請你過去他才開。馬路旁的安全島上有一條跑步或騎腳踏車專

用的 Sidewalk，不會像台灣被機車或家庭蓄意擴張領土的雜物佔據。人走在路上很有尊嚴，生病也是一樣。即使你是精神病患，也不會讓你感受到委屈，所謂鰥寡孤獨廢疾者皆有所養，也是學者 Maslow 提到的 Hierarchy of Needs 之生理、安全、歸屬、自尊及自我實現的人生價值。

這裡的醫生提到過去他們執業的地方，病人受到的待遇不如這裡。在這裡，一個富翁與一個遊民受到的醫療是一樣的，人人平等，靠關係沒有用，只能按規矩慢慢排隊。其實，這對多種族國家，是一個公平的保障與遊戲規則。政府願意把錢投入醫療及社會福利，是人民最大的福祉。這樣的制度，吸引到認同此制度的全世界各地訓練好的優秀醫生，楚材晉用來這裡共創北美地區名列前茅的醫院。什麼樣的醫院與制度可以留住好醫師及吸引國內外人才，值得令我們深思…。

每天早上八點，主治醫師到病房先將昨天夜班的護理紀錄看一遍，再和護士討論病人情況，接著去找病人會談。我們最常做的運動就是找病人，如果病人在做自己的事，不是剛好閒閒的坐在那邊，就跟他約幾分鐘後會談；因此病人不會因為在看電視或拼圖就馬上被打斷，醫生也不會忽視他每天會談的權益。找病人前，病歷已經看得很熟，包括用藥劑量及各種檢驗數值都記起來，更不用說病人名字。會談從未看到醫生拿病歷在記載，就像聊天坐在沙發上，邊喝咖啡的談個半小時到一個小時。

會談的內容可天南地北，包括藥物成分的解釋與副作用的告知等。舉例來說，這裡都直接跟病人說你目前吃 Risperidol、Zyprexa、Seroquel 多少劑量，何時服用，可能產生什麼副作用，

而且這些藥物的詳細資訊病房都有單張，隨手可得。會談中除和病人討論這些藥物及衛教外，也做心理治療。精神科醫師做個別心理治療，政府埋單；若要找心理師做心理治療，病人需自費，因此我在病房幾乎看不到心理師。談完一個人，主治醫師就回去護理站寫病歷。因此，病歷上每天主治醫師及主治護士的字佔很多篇幅。完成一個病人的病歷紀錄，就接著再去找下一個人病人，五個病人談完，參考書翻一翻就回家了，每天的工作就是這樣？

他們醫師的行程很簡單，每星期除了幾個固定的半天到心理衛生中心看門診外，其餘時間都在病房。除了每星期一小時的病房個案討論會外，每個星期只有一個小時的主治醫師專題講座（Grand round）或住院醫師的病例報告（Case conference），時間是為早上八點半到九點半或中午十二點到一點，幾乎不影響到醫生給病人及家屬的時間。他們認為臨床醫師只要把病人看好，把住院醫師訓練好，就是令病人及工作同仁尊敬的醫師。

至於醫學研究及文章發表，臨床醫師可以選擇不要，而且不少醫生如此，這令我很訝異。他們覺得那是屬於不同系統，除非想走學術路線，否則沒有人會要求。在台灣最頂級的醫學中心，主治醫師如果沒有取得教職，或是每年沒有文章發表或研究計畫大概很難生存。這對醫生的臨床工作的確是一種排擠效用。他們的薪水也不會因為多看病人而顯著增加，增加的可能只是醫療糾紛。因此，他們傾全力照顧病人，對自己及病人負責，沒有其他雜務。這種醫療的薪資，由政府負擔，與佔床率及病人代謝率無關，不需要為了業績去搶病人或留病人，一切以病人需要為著眼。

和台灣精神科不同的是，急性病房護理站看不到一個自我隔絕的門或一根欄杆，低頭寫病歷時，病人就在你旁邊倒咖啡喝果汁。住院病人只要每小時簽個字，就可以到醫院外面去。有時我在西百老匯街（West Broadway Street）還會看到病人走在路上興奮的向我打招呼或是混在露天咖啡座。只要病人不去亂指揮交通或無故離院，這些都是他們的自由。

他們是千真萬確的精神分裂症或躁鬱症急性期患者，真的無法在病房的，他們會擺在急診室或精神科加護病房。精神科急性病房沒有鐵門，也沒有鎖，我無法相信，也無法接受，但這是事實，也是人權…。

黃昏時，餐車送來披薩、三明治、莎拉、Yoga 等晚餐，此時病人彈奏的貝多芬合唱交響曲歡喜之歌的鋼琴旋律迴盪其中。我的 Supervisor 說 Thank you, Dr. Chang.（可能因為我常做華人病人同步雙向口譯，幫他們解決許多移民精神病的會談困擾。）You can go home. Have a nice weekend！我緩緩走出醫院，腦海中猶交織台灣精神病房的光景，雙腿漫步在開滿粉紅色的櫻花道上，瞬間跳入拖著兩根長條電纜線的環保無煙公車，消失在美麗的溫哥華市。

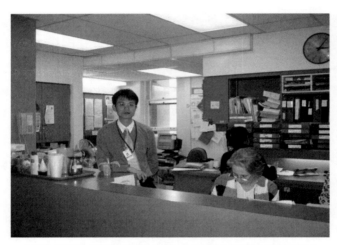

《溫哥華總醫院精神科急性病房沒有欄杆的護理站》

第二章 大溫哥華精神健康服務

　　我進修的主題 GVMHS（Greater Vancouver Mental Heath Service）到底在講什麼？簡單的說就是去了解溫哥華區精神醫療是怎麼一回事，帶點新觀念回國。過去幾年國內已經有許多學者在在不同的時間前往考察，所不同的可能是他們的觀念一直在翻新，也一直吸引世界各地的研究員前往。我遇到來自中國的研究員，他告訴我幾年前他們曾到過台灣參訪南部某個機構，在參訪的過程中，他們發現那個機構的理念也是來自GVMHS，現在他們就直接派人到溫哥華來學，今年的中華精神會（據說輪到湖南長沙舉辦？），已邀請這裡的教授前往介紹。亞洲地區的日本對這套系統推廣也不遺餘力。當然，一個西方的制度不見得適合東方的文化，也可能橘越淮而為枳，但它的理念及對精神病患的人權重視與復健計畫是值得學習的。

　　這個理念值得我千里迢迢的從台灣漂洋過海來學嗎？從網路上搜尋，看看葉教授寫的論文，讀讀 2000 年台北市政府衛生局的考察報告，不就得了嗎?其實這些努力，我在台灣都嘗試過，但整個深度及廣度的探測，以及一些在異國羈旅中，神來一筆誘發的靈感與心得，加上自己過去在台灣中途之家的經驗，於異鄉觥籌交錯間突發奇想的亂問一通，這樣的體會與收穫可能就不虛此行？

　　不入虎穴，焉得虎子？就像那條隱藏於中國城附近吸毒街與政府提供的注射室（Safe Injection Site，學藥癮的人值得來，

就像去黃金三角看毒品開眼界一樣)，不和這裡的人混熟也不知道，混熟後不跟人家博感情，誰又願意賣命帶你去探險？百聞不如一見，除了知識理論的學習，在求生存的過程中(因為沒有加入世界衛生組織，台灣的學歷難以認定，差點打道回府，這是一段講不完的心酸血淚，虎落平陽的過程驚心動魄，然限於篇幅不便連載，有機會再說，我也不知最後為何翻盤成功，但加入 WHO 讓我們的醫生在世界上有平等的認證與立足是我們必須努力的目標)，見識與膽識的提昇，可能是擔任臨床研究員時，收穫最大的。

GVMHS 與 VCH (Vancouver Coastal Heath，溫哥華沿岸健康照護系統) 緊緊結合，所有疾病還是由家庭醫師開始。拿一張健保卡要到醫院找一個心儀的醫生掛號，當天上午就可以看到醫生，不高興下午還可到另一個醫學中心看另外一個專科醫師，是台灣才有的福利。在這裡醫院好像沒有門診？所以顯得非常寧靜，跟台灣醫學中心一樓門診掛號冠蓋雲集，喧擾不休的場面簡直是天壤之別。這裡的精神科門診分屬於溫哥華市的八個心理衛生中心，看精神科醫師前還須經家庭醫師轉介預約，一個月內能看到精神科醫生就已經不錯了。

社區心理衛生中心只接受轉診預約，無現場掛號。以我剛開始去的 West End Mental Health Team 為例，它位於市中心，也只接受它責任區的精神疾患。事實上，病人住在哪一區，就只能到他責任區的心理衛生中心，跨區大概也沒人會理。因為這裡是公醫制度，醫生薪資大致固定，每個區配置的精神科醫師人數，也有精算評估過。醫生不會很有動機去多看一個病人，

因為多看只是增加醫療糾紛。但只要你是他責任區的病人，他會很仔細的去閱讀你的病歷，看完病後，會再把病歷傳真給你的家庭醫師。也就是只要你不搬家，他就是你這輩子唯一的精神科醫師了。他們這裡的傳真與影印系統很發達，所有文件傳真及影印後，都會蓋章並紀錄，一方面確保隱私，一方面盡到告知義務，也保護自己。

有時我問他們病歷寫這麼多，對方會看嗎？會不會很浪費時間？他們的回答是對自己負責，甚至在做隨時上法院的準備。如果不想寫，可用錄音，有專人打字。病歷上都留有醫師的電話，他們醫師會打電話互相連絡，對方若不在，留言後對方很快就會回電。當我提出對方是不是會記得病人狀況或理會你的來電，他們則自信的說，如果不回電，他會將這件事寫在病歷上，當病人自殺時，對方上法院就賠不完了。這裡的醫生間溝通很普遍，也很謹慎。急性精神病人沒床是醫生的責任，你敢在急診說沒床，讓他流浪街頭叫他自己去找床？大概就要吃官司了。至於強制住院後，病人告醫生，在醫院的簡易法庭中，陪審團交叉詰問，讓我這個旁觀者心驚肉跳，終身難忘，由於限於篇幅與主題，或許日後可以專文淋漓盡致的赤裸精采描述。

要把病人看好，病人數就要管制。心理衛生中心每天早上八點半晨會，精神科醫師與數十個個案管理員（大部分是MSW，具有碩士學位的社工師，少數具心理專業碩士學位的精神科護士）共同參與。除了討論昨天本區新增個案，也討論本區有狀況的個案。九點到十二點鐘以半小時為一節，複診病人

通常排一節，必要時可延長到兩節；初診病人通常兩節到三節。所有病人都是預約制，沒有現場號，這是這裡的文化，試想在台灣如果你飢腸轆轆快結束門診去吃飯時，電腦又跳出兩個初診，是不是會影響到別的病人權益？對醫生也是一種尊重。要急診就要自費請很貴的救護車去急診室付很貴的醫療。所以在這裡，連理個頭髮都要預約，還強調 Early Bird Special，幾次碰壁後，只好到中國城解決已經刺到眼睛的頭髮。

看病時個案管理員都會陪同病人進來門診，他們可與醫師共同會談及討論，以後病人有任何問題都找個案管理員。診間不需要護士，也不用按鈴，因為時間都是事先預約。一個早診最多看六個複診病人，通常只有三到四人，醫生有很多時間看病歷及跟病人心理治療，看完病人還要與個案管理員討論，大部分精神科醫師不想多看病人，只想仔細把自己的病人看好，和台灣文化孑然不同。通常醫師做心理治療時間越長，收入越多。通常看多病人不見得比一個病人看得久賺得多，自找麻煩及增加醫療糾紛危險而已。醫生薪資有上限？看診動力不如台灣，也沒有醫生會給手機號碼，有事就是找個案管理員及心理衛生中心。

其實我很羨慕這樣的醫療，如果在台灣醫師也這樣看病，大概沒有競爭力。心理衛生團隊不只是提供看病，其中還有不少的團體及課程，例如英語及電腦的學習與藝術治療及其他復健活動等課程。當然也有 AA（Alcohol Anonymous）、EA（Emotional Anonymous）、DA（Dual Diagnosis Anonymous）等。這八個團隊的個案管理員緊緊掌握住溫哥華市的精神病患。過

去我到台北縣的衛生所演講，他們也曾把轄區的精神病患分案給公共衛生護士，但公衛護士本身的業務就太多了，精神醫學的專業度可能也不足以應付。台灣要做到這樣，需要很多的人力、預算與制度共同配合。

回想在台灣精神病人出院時，最後一關是在護理站安排未來的治療計畫，此時護士告訴病人，回家記得吃藥，下星期準時到主治醫師的門診追蹤領藥後，病人就由家屬帶回。此時，有些家屬可能不願把病人帶回，於是病人就流浪街頭，直到病人又被警察抓入院。有些家屬則是直接送病人到另一家醫院，住一陣子又因健保住院天數壓力，不得不再轉到另一家醫院，這是典型的旋轉門效應，事實上病人十多年根本沒有離開醫院。想一想，病人出院後，如果家屬不帶他來，他自己又不會來怎麼辦？

GVMHS 的精神就是讓病人受到最好的照顧，也讓精神衛生工作人員，不會感到無力感，著眼點是提供病人最好的醫療與生活品質。公醫制度下，病人的佔床率與醫護人員薪水多寡沒有太大差別，所以病房床位總是鬆鬆的。我感覺同樣診斷的病人，醫生給予的藥物劑量和總類普遍比台灣少，或許是每日長時間的心理治療可以減少藥物使用的劑量。

這裡病人出院時，走到護理站，護士一點好像一點事都沒有。反而是社工師站出來（這裡對社工學歷的要求碩士學位；臨床心理師則要有 Ph.D.學歷）。溫哥華的社工師編制多到讓你無法想像，比精神科醫生、護士、心理師、職能治療師加起來的總數還要多。如果社工師在台灣就業不易，到可以考慮來這

裡，這裡很缺會說 Mandarin（北平話）的社工師。

這裡的社工師配有呼叫器，病人一入院開始清點私人物品及證件後由醫院社工師封袋上鎖保管，出院時逐項清點歸還。出院準備服務從入院就開始了，病人第一次入精神科醫院，其居住區所屬的社區心理衛生中心，馬上就派出病人專屬的個案管理員到醫院了解病人情況，準備給病人出院後系列協助。

外國人跟家庭的關係，跟台灣不同，得精神疾病可以不用連累到家屬。在 GVMHS 與政府對 Disability 的保護下，病人出院後可以每個月領補到約 850 元加幣（約台幣兩萬多元）的補助，並可以住在政府提供的廉價房子，房子的設備和一般家庭沒什麼兩樣，個人生活隱私可獲保障。吃的部分有特別為他們準備的便宜地方，但菜色與營養是一樣的。其他時間參與各種復健課程，個案管理員會負責病人醫療問題，並探視你的生活狀況。有任何問題，隨時與所屬心理衛生中心聯絡。

出院時，病人問醫生說我下次什麼時候來看你，主治醫師說你不用來看我，你的病歷會轉到你的家庭醫師那邊，你的個案管理員會幫你安排離你家最近的心理衛生中心，那裏有你的病歷，也有你以後固定的精神科醫師，以後有任何問題，找你的社工師就對了。這就是公共衛生中提到的醫療可近性與可用性，出院後為何要讓病人千里迢迢的跑到主治醫師門診？這裡不塑造名醫，只有合格的專科醫師。醫生不用搶病人，可以好好安排假日的生活。病人也不用擔心沒保障，醫生都很專業也很小心。GVMHS 獨立的心理衛生預算讓醫生及病人走入社區，雖然還有一些醫院做重症精神病患的後盾，但在去機構化

的過程中，社區心理衛生中心儼然已成為病人求助的重鎮，也是精神科醫師主要的舞台，而個案管理員與政府，似乎也逐漸取代了家屬監護的責任。

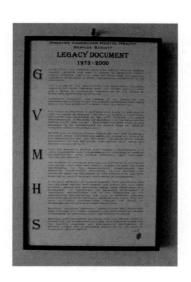

《掛在社區心理衛生中心入門處的 GVMHS 準則，
告訴求助者以社區為精神醫療治療重心的概念。》

第三章　控訴

　　某年某月某一天，急診室強制留觀的病人控告主治醫師非法留置病人，要求自由出院，有關精神病患人權的專責單位也立即應病人要求，開庭處理…。記得我們在台灣精神科看到精神病患，一旦判定他屬於有自傷傷人之虞的嚴重病人或有傷害行為時，就根據精神衛生法第二十一條，由兩位精神科專科醫師簽字，就可令其強制住院鑑定。若病人強行離去，可能就會被醫院精神科的戒護人員約束，甚至接受針劑鎮定，送入保護室。當病人醒的時候，他可能要找醫生理論，並要求出院，結果就不得而知了。

　　我在台灣從擔任急診室住院醫師到急診室主治醫師的過程中，曾有幾次碰到病人及家屬質疑精神科醫師憑什麼認為病人必須留置？精神科醫師憑什麼說病人有精神病？他們拒絕也無法接受醫生說他們聽不懂得 DSM-IV 診斷？無論是精神分裂症或是說精神衛生法等陌生名詞？有時遇到病人及家屬是心理系畢業或有些醫護相關背景卻對精神科一知半解，學藝不精加上先入為主，不認同你的診斷時，更是難以處理。當病人家屬堅持帶走病人，什麼字都不簽（AAD），醫生又如何？要放人還是要挨揍？難道病人不留下來就要報警？醫生有被賦予司法警察的任務嗎？病人是現行犯嗎？醫生有權利下令醫佐逮捕病人？戒護人員的定位在哪裡？醫生能不懼病人暨其家屬的威脅堅持奉行精神衛生法嗎？如果病人無家屬，是否就處於弱勢？有時醫生認為病人未到強制住院不可的條件，家屬要求醫生將

病人關起來，否則出事要醫生負責，因為是醫生放他出來的，此時醫生該怎麼辦？

我在這裡常聽到一個字，Sue。Sue 是令醫生顫慄的字。病人 Sue 你，就是告你。打開病歷第一頁，就開始 On behalf of…，開始做一些醫病互相保護的動作，哪些人可以看病歷？哪些人可以看病人？哪些人可以知道病情？病人是否同意醫師看診時有實習醫師或學生在場？一個 ECT 簽署同意書，醫生親自講解一個小時，司空見慣。開顆 Antipsychotics 之前就先把所有可能的副作用說一遍，儘管如此，他們被病人 Sue 似乎也滿普遍的。

台灣不是約診制，病人隨時上門，只要在截止掛號前掛進來的病人，醫生就無法拒絕，甚至有些第一次來看病，就要求開立重大疾病的診斷證明…。在這種情況下，醫生沒有足夠及合理的時間看病人。在國外醫病關係較緊張，這樣的品質可能看越多賠越多。他們醫師的自主性高，除了急診外，沒有所謂讓病人選擇掛號這回事，家庭醫師轉借到精神科醫師，他評估病歷後，若認為不適合，他可以不接案。或許是醫生要有醫德，病人有要有病德吧！我遇到台灣移民，無故爽約一次，那個精神科醫師就拒絕他再來了。

另外，我也在家醫科診所看到一個有關預約看病，沒有提前一天取消，又沒來者，要罰錢約 500 元台幣。在這種國家，不是有錢到醫院就有人理你，這和台灣是完全不同的概念。在台灣，很多醫生不喜歡驗傷或參與精神鑑定，因為會有被法院傳訊的困擾。這裡出庭不是白出，出庭是有時薪的，而且不少（專科醫師每小時 194 元加幣，交通往返每小時 110 元加幣；

2004 年每 1 元加幣目前約折合 25 元新台幣)。書店與圖書館看到的書,除了一般醫師與醫療糾紛外,特別只看到精神科醫師與法院,而未看到其他科,不知這意味什麼?有一本書卷頭寫著精神科醫師如果沒有準備就上法庭,就好比外科醫師沒有替病人上麻藥就動手術一樣危險。

剛到溫哥華的第一天,指導教授就送我一本一百多頁的 Mental Health Act 當見面禮,並問我台灣有沒有這樣的準則。我根據字意翻譯應該是精神衛生法,可是台灣的精神衛生法好像只有短短數頁。我該說一樣,還是不一樣?裡面列有很多 Q and A 的問題與答案,是 1999 年版。一般民眾及我想到的大部分問題,他們已設想到。正文部分跟台灣的精神衛生法蠻像的。或許精神科前輩在制定台灣精神衛生法有參考過他們當時的版本也不一定,但文化不同,法令也就有所不同。

不一樣的東西讓我感到很有興趣,就跑去跟指導教授討論。而這種只有在西方電影才上演的陪審制度,竟然讓我逮到機會旁聽,而且中英雙向口譯,聽的清清楚楚,簡直酷閉了。他們稱為 Review Panel 其實就是重新審判病人是否需要繼續住院治療,還是當庭釋放。開庭時病人可保持沉默,但從過去到現在的相關文件,都可為呈堂證供。

我在這個國家,發現他們非常強調人權、種族平等與對殘疾者的照顧,大部分的公共設施都有殘障者的無障礙空間,連公車都可讓輪椅上去,對精神衛生及醫療的獨立預算,更令其他 G7 國家,望塵莫及,精神病是腦部的疾病,不僅不容歧視,更應受到照顧。如果病人聾啞,醫院就去找手語師翻譯,協助

精神科醫師會談，而不是叫醫生自己去比手畫腳。如同在台灣我們所看到的不是自願入院的精神科病人一樣，也會覺得委屈不滿，若能藉著這個法庭，讓病人心服口服，可以減輕他對醫療團隊的敵意，又有何不好？真的是這樣嗎？

Review Panel 是每個被強制住院病人的基本權力。這個資訊貼在急診留觀中心公佈欄的醒目處，也是告訴病人，您的自由及人權是被保障的。每個被強制住院的病人都可以申請，當局絕對在收到申請 14 天內開庭判決，而且完全不用付費。開會前須備妥七樣書面文件，包括目前清楚易了解的診斷證明，所有強制留院的證明，會議時準備要報告的文件，入院時大溫哥華照護模式（GVMHS）照顧者給予的診斷，此次住院醫生寫的 Admission note，此次住院主要照顧者寫的 Progress note（須有主治醫師簽名）及最近幾次病史的整理等。

話說某位來自中國，正坐移民監的女子，因被害妄想產生傷人行為而被強制住院。她控訴急診室主治醫師非法將她拘留，於是在醫院就開起 Review Panel 討論病人去留。Review Panel 的基本成員是一位主席，通常是熟悉精神疾病的律師，一個未見過病人的公正精神科醫師，由當局指定的第三人代表（這個人可以是任何背景，或是路邊不相干的一個人。運氣好時，來的人可能具有一點精神醫療背景，但也可能風馬牛不相及）。這三個人每人一票，當場決定病人去留。另外的成員是個案的主治醫師、個案及會場書記，書記那天剛好罷工（那一個星期，英屬哥倫比亞省所有醫院雇員罷工，我看到很多醫生自己去領信，影印，送文處理一些平時有人代勞的行政事務。護士工會

介入相挺，數千手術，數萬醫療檢查被迫暫停，一些同情的工會，擔心唇亡齒寒，連公車司機及校車司機都意圖加入，全省預備停課前，政府使出鐵腕，強制罷工者回工作崗位，並準備起訴這些造成病人權益受損的人員。這一次的見證，是個特別經驗，雖不是我學習的內容，但雪球越滾越大，像看冰球（Hockey）一樣刺激，但值得參考醒思），改用錄音機取代。由於個案剛來溫哥華不久，病人英文還不靈通，要求當局找一位華語翻譯。

　　個案要求逐字逐句中文翻譯，她講中文，由翻譯人員轉成英文。我是唯一獲准參加的旁聽者。會議開始，由原告個案的主治醫師報告病史、診斷及目前治療。接著由公正精神科醫師審病歷，並當場詰問，通常是診斷問題，但問的很細，主治醫師頻頻翻閱病歷記錄，有點難以招架的感覺。再來是第三人代表問主治醫師，有關留置病人的根據、原因等，這種人士不見得有精神醫療或社工背景，有時會問很奇怪的問題。

　　在對主治醫師的交叉詰問結束前，主席問病人對剛才的討論有什麼想法。病人說主治醫生病歷根本亂寫，剛才簡直一派胡言（我在這裡的病房會談過一些華人，他們很多在年輕時曾當過紅衛兵，口才都很好）。我感受到那種凝重的氣氛，精神科最重視的治療關係似乎已全然瓦解…。接著公正精神科醫師與第三人代表開始問病人問題，偶而回過頭再問病人的主治醫師，但病人與主治醫師坐在對角卻不對話。會議結束，主治醫師離去，不等宣判，其實也耗了一個多小時了。

　　休息十分鐘後，我與原告及翻譯師被請入會場，主席宣判

結果。這種感覺好像研究所口試完被暫時請出去一樣，即使口試時把你電的無地自容，最後會跟你握手恭喜道賀你通過口試。大家坐定，寧靜的氣氛中，主席像法官一樣，然後緩緩的宣判：根據剛才討論的結果，病人必須留下治療，散會。

病人當場抗議，並準備再申請第二次 Review Panel，這是被允許的。我眼睛的餘光看到每位出席者，按公里計算的汽油津貼，按時間長短計算的出席費，這場簡易法庭，政府所費不貲。這裡醫療預算佔聯邦政府年度總預算的 35%，精神科佔總醫療預算的 10%，而且是獨立不可被其他科剝奪的。淡季的時候，感覺上班工作人員都快超過病人總數了，無怪乎是精神病患的烏托邦。但你要想一想，你買本 100 元的書，還要外加 14 元的稅。從外面賺 100 元，扣稅後只剩 70 元，較高收入的醫生，可能只剩 50 元。一般看病須自付藥費，牙科自費。想想台灣的健保太便宜了。許多移民持續繳台灣健保，有空回台看病拿藥，便宜又大碗。所以胡海國教授一直叮嚀我，看事情要注意文化，我也順便補充，以免看倌誤解，轉述時郢書燕說，聽起來郭公夏五⋯。

我和翻譯師兩位會講 Mandarin 的安慰了這個病人，她還要繼續面對這個主治醫師。這個主治醫師被 Sue 完，不知有什麼感覺，有沒有反移情（Counter transference）？他必須繼續治療她，過幾天說不定還會被 Sue 一次。其實，他們已經習慣了，即使非常小心，碰到不講理的病人，又能怎樣？

這樣有第三者意見的 Review Panel 對醫生是個肯定，也是個監督。當庭釋放的案例也不是沒有，這也告訴我們，人權是

被尊重的。後來我到高貴林司法精神醫院進修，更複雜的陪審制度 Review Board，除了原來的三個人，又多出醫院律師與病人律師，過程有更繁複的交叉詰問，最後五票投票決定。家屬朋友可以全程旁聽，並等候宣判，震撼精采程度簡直快跟地方法院一樣，只差法官沒有戴白假髮而已。

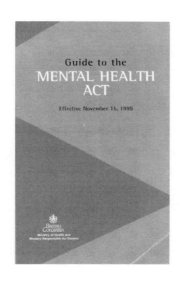

《加拿大卑斯省的精神衛生法，
保障社會安全與精神病患的基本人權》

精神醫療的
美麗境界

第四章　顫抖的街道

　　位於東區的 Strathcona Mental Heath Team 是我 GVMHS 研習的第五個社區心理衛生中心，也是在溫哥華市八個 Mental Heath Team 中，挑戰度最高的一組。上班前，已經有很多過來人警告這個地區比較亂，初次報到最好坐計程車去…。心想溫哥華市一直蟬連世界最適合人住的國際城，難道也有藏污納垢的死角嗎？便捷的陸地公車（City Bus）、天空捷運（Sky Train）與海上巴士（Sea Bus），早已連成一票到底的綿密交通網，可由平地跨海直抵山邊的觀光景點，範圍足已涵蓋整個大溫地區。坦白說，我尚未搭過計程車，計程車不容易找，也不是在路邊招手就停，而是要打電話到公司預約，麻煩而且不便宜。一直到出發的前一天晚上，還遲遲沒有下決心預約計程車…。

　　迷迷糊糊睡著，一覺醒來，叫計程車已來不及，只好逕自往公車站搭車。這裡的公車司機前面的車窗下可供乘客架上兩部腳踏車，右前輪可以像氣墊般的降到安全島高度，讓娃娃車推車或輪椅上車，司機也會起身協助他們上下車。車上博愛座的定義是由第一排開始，可以到車廂座位的前半段，儘管是那種滿身刺青，或看起來桀驁不馴的年輕人，似乎都看不到不讓座的。老弱傷障的社會福利，也是加國引以為傲的人權保障。這是一個步調很慢也很安靜的城市，坐在公車上，要習慣慢慢的等待；精神疾病要完全穩定，也是需要多元細心的復健治療，一切急不得。

在 41 街搭上 41 路公車，從西區往東，到小印度區換上
Main 線，車行向北到最近中國城的捷運站前，上來一大群講廣
東話的人，安靜的公車，頓時喧擾起來；雖然聒噪，卻有種熟
悉的親切感，放眼望出窗外，卻又是西方的建築與字體。車甫
通過中國城邊緣，就進入有名的 E. Hastings Street，中文雖翻譯
成東喜事定街，卻感覺有點舊市區的傾頹。

車門一開，正對公車站坐椅的襤褸流浪漢讓我震懾。空洞
的眼神，尖削的臉龐，消瘦的身軀，是吸毒者難以掩飾的特徵。
車站對面羅馬式圓拱頂建築的迦麗基中心門口的階梯，似乎已
被他們盤據，或坐或站，偶而輪流傳遞著抽同的一支煙（我想
不只是含尼古丁的煙）。行進間發現這樣的同類人，有的直接向
你要錢，但你給了一個，若另一個也靠過來怎麼辦？突然間，
他們越來越近，一個、兩個、三個、前面、後面、對面…，感
覺四面楚歌，顧不得堅持原先自己要走的方向，與同公車下來
的人，快速穿越馬路，又上了另一部公車。

這是最後一段的轉乘（市區兩塊加幣公車票，90 分內可隨
時上下車），Hastings 線公車由繁華的西區市中心向東穿越毒癮
者常群聚的區域，小巷的地上，隱約可看到丟棄的注射器，儘
管警方大力掃蕩，吸毒又豈會輕易的走入歷史？我下車找到
Strathcona Mental Health Team（他們習慣用 Team 這樣的名詞代
表社區心理衛生中心），參加他們每日的晨會。來到新單位的開
始，不免又要在數十人面前用英語自我介紹，介紹完自己後大
家又要為我說一遍自己的名字及職務，好像是一個團體治療的
開始，說實在的那些工作人員的怪名我很難記得起來，但他們

好像很喜歡玩這樣的遊戲。去年此時台灣因 SARS 而聞名於世，近日又因總統大選事件，讓台灣這個名字出現在溫哥華太陽報（第一大報）首頁，因此他們對台灣並不陌生。

晨會和其他我走過的心理衛生類似，工作人員人手一杯大咖啡（Starbucks Coffee 與 Blenz Coffee 各有擁護者），密閉的空間加上瀰漫的咖啡因讓我有點心悸。會議主席，也就是這個心理衛生中心主任，大部分是社工碩士（MSW），首先打開電話錄音機，大家一起聽昨天下班到今天早上上班前的求助電話，然後分案給各 Case Manager 後續處理。接著由各 Case Manager 報告社區新個案或近日狀況改變的個案。會議後，大家就開始各自的工作。

心理衛生中心的 Outreach 很特別，Outreach 就是居家訪視，希望病人在社區中能配合治療計畫。我喜歡實地看他們個案管理員如何執行精神復健工作，這比讀文章或聽別人介紹有趣多了。印象最深的是有一次和家訪小組的一個男個案管理員同行，他長的又高又壯，戴墨鏡穿短褲及球鞋，是個不怒而威的肌肉男，跟著他出們比跟小鳥依人的女社工去家訪安全多了（有時好像是在攻堅突擊一樣，必要時還要打 911 求救，我可不想客死他鄉）。和煦的陽光照射在都市的小巷，兩旁的楓樹崢嶸，人行道旁綠色草皮上的白色小花，吐露著昂然的生命力。這樣的良辰美景關在辦公室內，多麼可惜啊！也難怪很多小女生甘冒危險，從事家訪的工作。

陽光令人忘卻溫度北國十度的風寒，一個穿著暴露的女子手足舞蹈的頻頻像我們傳送秋波，我與個案管理員會心一笑。

說不出的怪，仔細一想，跟以前出國觀光時，晚上看到的那種阻街女郎的動作與感覺不太一樣，是藥物中毒的不自主痙攣，還是藥物戒斷的不適？這是他們在路上最長看到的場景。個案為了下一次毒品的渴望，再高的代價也願意，情急時，偷拐搶騙賣的行為都做得出來，不禁令我想起電影 Train spotting（猜火車）的情節。

路上衣衫襤褸的怪人不少，比較常見的扮相如同電影阿甘正傳跑到最後時男主角戴著舊帽子，頭髮又長又亂，身邊煥發出鹹酸的臭味。騎樓間許多漫無目的或蹲或站的流浪者，似乎都認識這個個案管理員。他也一一打招呼，叫他們去做點事，重要的是別忘了定期到心理衛生中心報到。有他在旁邊，這些人對我客氣多了。比起之前我們幾個研究員，微服出巡，一踏入他們的領域，就被他們當著面叫囂，屁滾尿流的逃離，這次狐假虎威，可神氣悠閒的飽覽此區的風光。

我想起我在這裡的便利商店曾看到在販售有關大麻的雜誌，內容不外乎介紹許多不同品種的大麻，他們的功效在哪裡，如何栽種，還有彩色圖譜。裡面有許多文章討論大麻應該像香菸一樣開放，世界上似乎也有些地區對使用大麻是合法的。個案管理員聽我一提，突然心血來潮，帶我走到港口，看著錨泊的船隻，細說船員、偷渡與走私的故事。不知不覺中，他帶我走入街上的一間賣大麻的商店…。

一進門就看到一些盆栽，好像就是我們在校園反毒演講時，介紹大麻的那一張照片。在台灣自己有幾次在這種藥物濫用的演講中，秀那些毒品與使用毒品者的症狀照片，說穿了只

是把那些從書本得來的知識，再放送出去。有一次一個大學的演講承辦教官說，這些活動每年一直在辦，我們聽了十幾年，專家每年講的都一樣，你們既然看過這麼多吸毒病人，是不是可以拿些真的毒品給我們瞧一瞧？不然萬一學生藏有毒品，就算被我們搜到，也沒有人敢確定？他似乎說出我們的心中話，見識這些毒品、吸毒器與毒癮者的廬山真面目，又何嘗不是精神科醫師的渴望？直到有次到泰北旅遊時，參觀金三角的鴉片博物館，撫摸到博物館旁空地種植的罌粟與大麻，突然有一股沒吃過豬肉至少也看過豬走路的興奮。

百聞不如一見，大街旁的店內竟然可以看到大麻樹。看得出 Case Manager 和這店裡的人很蠻熟悉，也許是他的個案是這裡的常客吧！裡頭正巧有幾個人正在抽煙談事情，煙霧瀰漫中，我聞到一個奇怪的味道，個案管理員說這就是大麻。店的內側有許多小包像茶葉狀的黑色乾葉片，每包約 5 公克左右，種類繁多，旁邊也附有單張介紹，內含物不外乎 Serotonin 及 Norepinephhrine 等成分，可治療憂鬱及讓心情舒爽。有幾個年輕人正在選購，其實花個一百元台幣就可銀貨兩訖。據說大麻在這裡的 Pub 非常盛行，許多年輕人都用過，只要不是太明目張膽的大量販售或使用，警察不會把重點擺在這裡，還是以海洛英和古柯鹼為取締重點。

接著到中國城旁的一些破舊旅館，許多吸毒又有精神疾病者領著殘障津貼住這裡，剩的錢只要不買毒品，還可以買很多東西。這種沒 Lobby 的旅店，每天只要幾百元台幣，衛浴設備就在外面，地下室還很多房間，地毯髒的散發出霉味。在這裡

穿梭的人，簡直令我不寒而慄，突然間我聞到一股熟悉的味道，It's Marijuana?個案管理員給我一個微笑的確認。

我們找到要找的人，房間內又亂又臭，是慢性精神分裂的病人，我們帶他到煤氣鐘（Gastown，溫哥華那個在整點會冒煙又會發聲的鐘，台灣到落磯山脈旅遊團旅遊團必經處）附近喝咖啡（政府有提供這筆貼心預算），並幫他打電話協助處理最近一個月無法解決的問題。他邊聊邊把菸草加入紙裏，捲成一隻香菸，然後點火。我突然想到，如果他要抽大麻，只要這樣包進去就好了。當然我們的最終目的是希望他明天準時來心理衛生中心看診，其他交代的事情，只要是我們可以幫忙的我們就儘量去做（好像是 Propa？）。我們幫他埋單後，將他留在露天咖啡座，繼續另一個個案的家訪。

其實 GVMHS 除了心理衛生中心外，他們還有許多的 Program。雖說是 Program，實際上是一個編制不小的機構。Strothcona Mental Health Team 的個案，若符合 Dual Diagnosis，可轉到 Dual Diagnosis Program 做復健。Dual Diagnosis Program 含有評估、個別心理治療、團體心理治療、職能治療等。至於 AA（Alcoholic Anonymous）、DA（Dual Diagnosis Anonymous）、EA（Emotional Anonymous），在溫哥華區似乎已經很普遍。GVMHS 由八大心理衛生中心，將精神醫療責任區，做直向清楚的區分，而數以百計的 Program 與 House，則將加強各種精神復健計畫，做橫向的整合。

回程再穿過 East Hastings 街，熟悉的大麻味道又飄了過來。我們在一個叫做 Safe Injection Site 的地方停下來，外面有

許多手足舞蹈，毒癮戒斷的人正等候進去打管。這是政府免費提供注射器給吸毒者自己帶毒品來注射的地方，目的是要減少HIV 及 C 型肝炎傳播。內有專業的醫療人員協助注射及中毒與戒斷的處理，必要時可以幫他們轉送到醫院的急診室或精神科病房。公然吸毒嗎？難道這是鴉片戰爭時代的外國領事館？我難以想像竟然有這樣的世界，這樣的事情…。

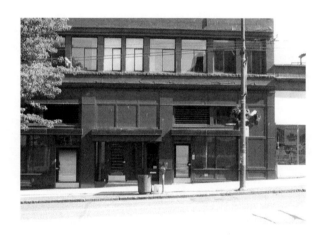

《溫哥華市政府提供注射針筒給吸毒者的的安全注射室》

精神醫療的

美麗境界

52

第五章　活泉之家

　　位於大溫哥華區南邊 Richmond 市的 Pathways Clubhouse 是我 GVMHS 之旅中，考察的第一個俱樂部會所。會想到 Clubhouse 進修主要是受活泉之家（Fountain House）的感人故事影響。猶記得在住院醫師階段，第一次聽到活泉之家這個名詞，想到精神病患互相扶持，建立一個屬於自己的王國，不禁悠然神往。出國前關於這方面的相關準備工作，莫過於在陽明大學衛生福利研究所看過一捲由曾經在活泉之家實地工作過的王增勇老師，自行中文旁白的紐約活泉之家簡介錄影帶，也見識到精神病患自力更生，蓽蕗藍縷，以啟山林的艱苦歷程。聞一言以自壯後，雖無法抵達紐約活泉，卻也在溫哥華的俱樂部會所，找到活泉的精神。

　　精神病患出院後，最需要的是什麼？回到溫暖的家？還是回到溫暖的社區？再住院率似乎對專業人員、家屬與病人的美麗境界的期待給予殘酷的反擊，精采的理論當面對現實社會時，經常是無奈的結局。回想我們的精神分裂症病患經過幾次發病住院後，家屬是否還是如同第一次住院後，充滿期待的將病人接出院？還是希望能長期住在醫院？話說 1948 年紐約五個甫出院的精神病友回到社區後，很快的發現他們在社區中被孤立的痛苦處境，他們渴望友誼的慰藉，於是相約每週定期聚會一次，這個聚會小組也逐漸受到病友的肯定，於 1957 年發展成立為活泉之家，也就是歷史上第一個精神病患俱樂部會所。

　　俱樂部會所與醫院有什麼不一樣呢？前者屬於社區復健，

把人視為正常人狀態，焦點在會員長處與潛能的發揮，對會員提供多元服務，著重案主自主的工作與人際互動。而醫院則屬於機構照顧，精神病患被定位為病人角色的學習，焦點是病症變化，提供的服務以醫療為主，內容在於治療的進展。機構式的照護後，病人往往喪失生活的獨立自主性，沒有持續的復健服務，協助生活的適應與職能上的復健，病情很快就復發。

　　盡信書不如無書，我的親身體驗是：Pathways Clubhouse 的招牌並不顯眼，外頭也看不出是精神病患聚集的地方，我找的也很辛苦，這就是精神醫療社區化。從電話預約到進門的接待導覽，都是由病友由自行負責，這也是俱樂部會所刻意經營的一個具有復健效能的環境，使因精神疾病而導致社交與就業功能受損的病友重新獲得信心與能力，謀得豐富且具意義的生活。我進門時，俱樂部會所的成員正在開會，看的出內部的組織運作與教育訓練不僅頗具規模，而且相當成熟。旁邊有一個 Thrift Shop，這是一個專賣別人捐贈物品的商店，不僅將實物轉換為現金，也提供會員整理、搬運、顧店、收錢等工作機會。

　　老外做事喜歡用 Mission 與 Philosophy 為何？俱樂部會所使命就是刻意經營一個具有復健效能的環境，使因精神疾病而導致社交及就業功能受損的病友重新獲得信心與能力，謀得豐富且具意義的生活。組織哲學則是：（一）俱樂部會所屬於所有參與成員，每位成員不論日常生活功能程度如何，都可以透過彼此合作與幫助，對社會有貢獻。（二）所有會員每天出現都必須感到是被期待的，會員知道每一天都有人期待他的出現，而且知道他的出現會對別人帶來不同，因此每天早上都會有工作

人員或會員在俱樂部會所門口歡迎會員到來。(三)所有方案都被設計成讓會員感到是被需要的,每一個方案都被故意設計為若沒有會員參與,方案將無法運作。所有工作都由會員與工作人員共同合作完成,工作人員不會要求會員做他們不願做的事。會員參與活動是因為俱樂部需要他們,與在醫院中的參與,被定義為需要治療,是主動與被動的不同。(四)俱樂部會所使每一個會員感到自己是被需要的,也是人性共同的需求,不論是否有精神疾病。

星期天的早上,我抵達溫哥華東郊 Langley 市的 Stepping Stone Clubhouse。這是一個屬於鄉村地區的俱樂部會所,看起來就像一個大的住家。與 Pathways Clubhouse 不同的特色是會員自組一個引以為傲可以公演的樂團,走廊兩側也佈滿自制的藝術品。許多會員在庭院慵懶的曬著太陽,享受溫暖的陽光(冬季憂鬱症與 Phototherapy 是北美的另一項特色)。也驗證活泉之家的每週 7 天,全年無休的服務。我是第一個抵達這裡的台灣訪客,他們驚喜的全體動員,熱情接待,讓我感動莫名。離開時,我看到一個剛才功能感覺還不太好的病人,正要開車回家。我突然Thought Block⋯?有人規定 Schizophrenia 不能開車嗎?

到底俱樂部會所與台灣的工作坊或日間病房有何不同的方案呢?俱樂部會所日間(就業前)方案,著重於會員的天賦與才能的開發,藉此強化自信並培養進入職廠工作的能力。方案內容包含點心吧台、餐廳、園藝等,這些在台灣很多工作坊類似。不同的是夜間及週末方案,可以讓會員在全職工作後,提供下班後的社交與支持環境。

　　對俱樂部會所有點概念後，我再到位於溫哥華東十一街的
Coast Clubhouse。這個俱樂部會所頗具規模，也是活泉之家的海
外代訓中心之一，進門一樣可看到懸掛的活泉之家認證書（ICCD,
International Center for Clubhouse Development）。這裡的特色是
過度性就業方案推行的很成功。我們知道俱樂部會員在社區求職
相當困難，因為他們缺乏自信、工作技巧、工作經驗與必要的推
薦函。過度性就業方案就是要幫助會員在一般職場有工作機會，
而庇護性工廠運作模式的特色是所有工作地點都在職場，所有
工作的技巧都不太難，薪資比照市場價格，不因病人身分減少。
受雇者是俱樂部會所，而非會員本身。俱樂部會所先將一份全職
工作分成兩個兼職工作，每個工作由會員單獨執行，但需有同事
互相協助，並逐漸過渡到全職。過度性質可由三個月到一年不
等。會員必須達到雇主的標準，才能保有工作。

　　過度性就業方案的嘗試失敗被視為邁向全職工作中正常、
合理、必要也應該的學習過程。俱樂部會所相信會員在過度性
就業方案失敗的經驗，將會是未來成功就業的一部分。會員有
失敗的權利，就保證了會員將願意不斷嘗試。Coast Clubhouse
牆上貼著很多會員拿著發病後，經由俱樂部會所浴火重生，第
一次外出賺錢的支票照片。這對他們恢復病前的功能與自信，
無疑是最大的肯定。

　　五月天，紐約行。九一一後的世貿大樓肅穆哀戚，風蕭蕭
兮易水寒，壯士一去兮 PTSD。另一旁，APA（American Psychiatry
Association）會場，冠蓋雲集喜洋洋。天涯若比鄰，榮總蘇東
平主任等精神醫學界會員在海外對晚輩的鼓勵與加持，永銘於

心。夢裏尋他千百度，驀然回首，想不到活泉之家就在十分鐘路程的 47 街。朝聖的興奮，自不可言喻。真是問渠哪得清如許？為有源頭活水來。

或許是 APA 的關係，順道來活泉之家參觀的各國精神科醫師很多。跟隨著燕巢醫院吳景寬院長的腳步，我們在紐約尋找精神病患的桃花源。綠色鐵門上的大理石橫樑，刻著斗大的 Fountain House，雄偉矗立。門裏門外的病友，個司其職，不孤單、不茫然，就像他們的鎮山之寶標語 We are not alone 一樣。俱樂部會所開山始祖暨武林至尊，除了有自己的視聽室製作錄影帶外，也發行活泉日報，提供會員工作機會與交流。

此外，活泉之家在紐約市政府的補助之下，翻修舊公寓，提供給無家可歸的會員，成了活泉之家配套的住宅方案。然而最有意義的是國際教育訓練方案。活泉之家的教育訓練中心，提供為期三週的教育訓練。特色是要求要有病友、工作人員及理事會理事（經費提供者）三方同時接受訓練，以確保未來機構運作的參與者有共同的理念，發揮訓練的成效。目前全世界經由紐約活泉總部認證與指導的俱樂部會所已達三百多家，直接受惠的精神病患已達萬人。距離台灣最近的俱樂部會所位於香港的 Phoenix Clubhouse，最近的代訓中心則在是漢城 Taihwa Fountain House。

最後容我引述文獻上的一段話：就治療的角度而言，活泉之家已成為是精神社區復健方案中，最具代表性與影響力的方案之一。五十年來，活泉以病友為中心的復健哲學與實踐過程吸引了病友、家屬、社區工作者及醫療專業人員相繼投入，形

成以醫師為中心的醫療體系外的另類復健模式。研究顯示在活泉之家參與計畫的會員與對照組比起來，有較低的住院率及較短的住院天數，在社區生活也有較高的功能。

　　過去我參加過康復之友的活動，很多病友及家屬曾提到台灣何時可以出現一個這樣活泉之家，我想這也是我們同仁努力的目標。雖然台灣目前尚無俱樂部會所，看吳景寬院長用心的做筆記、拍照，並向活泉之家的負責人介紹台灣的燕巢模式，我們也期望不久的將來可以在燕巢發現另一種融合東西文化的活泉精神。最後我們以訪客的身分，在活泉餐廳用饍，吃了一頓由他們會員經營製作、收費、服務的西餐，感動的心情，久久不能自已…。

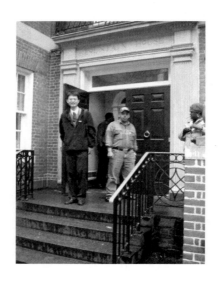

《世界第一所 Clubhouse，成立於美國紐約的 Fountain House》

第六章　訓練制度

幽暗的燈光中，一個熟悉的東方臉孔，混坐在一群金髮尤物的醫生中。碧藍的眼睛，燦爛的笑容，難以了解的英語口音，正依序的分享著臨床經驗。討論桌上，專心的醫師正用著小型 PDA 接上鍵盤專心的整理筆記，角落旁包著頭巾的穆斯林（Muslim）醫師低頭沉思。墨鏡、Bubbery 袋、鑰匙圈、筆記本散落在桌上，濃郁的香水味洋溢空中，伴隨著濃濃的咖啡與 Cinnamon 味道…。難道這是我出國前，坐在南陽街英文補習班，內心期待的留學生活嗎？

PGY4 的精神科住院醫師共訓課堂，顯得有點陰盛陽衰。每次上課中的臨床分享時刻，對有語言障礙的外籍學生，是最難熬的。但無論如何，我必須言之有物，免得砸了 MIT（Made in Taiwan）的招牌。按每週不同的課程，我可以分享台灣的不同經驗；他們提到美國九一一，我就說台灣九二一；他們提加拿大 SARS，我就說台灣 SARS；他們說北美 Shaman 文化，我就說台灣乩童…。雖然聽力和表達能力不怎麼樣，但還挺的住。儘管他們不見得知道台灣，但他們對在課堂中出現的台灣精神科醫師及他所講的故事，也挺好奇的。我到學校上課的目的，除了重溫精神醫療課程，更重要的是了解他們住院醫師的訓練模式。下課後，漫步在綠草如茵的校園中，常令我想起 R3 在台大照會訓練期間，沉浸楓林小館咖啡香，聆聽李宇宙醫師的認知心理治療課程時光。

就醫學制度而言，加拿大住院醫師 R1 是一般內外婦兒等

科的基本訓練，R2 開始接受精神科住院醫師訓練，稱為 PGY1。完成相當於 R5 的 PGY4 訓練後才可考專科，就整個專科醫師訓練時間而言比台灣多一年。醫學教育他們的 MD 採後醫系，大學畢業後再唸四年，然後再做一年實習醫師（Internship），這一年其實就是 R1。總而言之，從高中畢業後到完成實習醫師訓練共九年，許多英美系的國家或殖民地都沿用這種制度，他們的學歷在北美國家比較容易互相承認。

華人學生習慣一路把書唸到底，這裡很多人是大學畢業後，做了幾年事或唸研究所後，再回頭唸 MD。有一些年齡、社會歷練與不同背景，再當醫學生或醫生都顯得比較成熟與穩重，這是我在臨床對他們住院醫師間的感覺。這裡的 MD 很少再去唸 Master 或 PhD，而是著重在 Residentship 與 Fellowship 的實質專科訓練，看起來，社會對專業證照的認同比碩博士學歷重要。

GVMHS（Greater Vancouver Mental Health Service）不只涵蓋病人的服務，也包括專業人員的訓練。聽演講除了是在職教育外，也要記得簽學分（CME, Continuing Medical Education）。為什麼要推行 GVMHS，其實這也是一種總額預算與自主管理的精神。每年英屬哥倫比亞省（British Columbia，加拿大最西部的一個省份，溫哥華是該省的第一大城）給的醫療預算，佔全省總預算的 35%，這 35%其中的 10%為精神醫療。如果要拿來蓋精神病房，按照他們的醫療水準要求，以溫哥華總院精神科來說，80 個主治醫師共負責急性病房 40 床，急診留觀 20 床，急診與病房中繼站 12 床及全院其他科照會（醫生數比病床多，

60

可呼應陸汝斌理事長在93年4月台灣精神醫學會訊提及加拿大精神科醫師與人口比例是台灣10倍的感嘆）。

上班時，一個護士照顧5個左右的病人，一個精神科社工師也照顧不到10個病人，主治醫師會談病人、對住院醫師教學或到法院出庭，都可領到不少津貼。外國人很重視假期與休閒，沒有現場掛號的看病，一切都要預約，急診室等個幾小時很平常，醫護人員會把該看的病人好好看，但要他們臨時多看一個病人，非常困難。

一般而言，從家庭醫師約診到專科醫師看診等候幾個星期很普遍，專科醫師門診手術或內視鏡等特殊檢查，等候時間以月計算。因為政府認為醫院如果民營化，窮人或弱勢者無法受到保障，但因為醫療預算有限，要保障醫護人員收入，又不能大量培訓醫師。我看到很多移民乾脆坐飛機回台灣看病，出國後才知道台灣健保是付陽春麵的錢吃牛肉麵，真的便宜又大碗。

醫院他們要求世界一流品質，醫護人力鐘點費太昂貴，精神醫療社工師就成為最好的精神科醫師助理。加拿大面積很大，政府蓋一些房子給精神病人住，病況請社工師監督，省下的經費可以用來檢討薪資調整或增加醫療品質，因此去機構化可推行的很成功。其實這裡的長期照護及老人安養也是一樣的模式，假如病人可以單獨住在像陽明山的別墅，每天有社工或護理人員巡視，還有不定期的社區活動，誰還要關在病房那種不自由的生活。最重要的是，這樣的制度不僅水平高，肯定也能節省許多醫療成本，大家都挺能接受的（這裡的華文有港式與大陸式的表達，和台灣不太一樣）。

醫師每年成長幅度，透過總量管制；人口增長比率與每年退休醫師充分精算，只要能成為精神科住院醫師醫師，就不用擔心受訓完成後的出路。這裡很講究人權，病人不是弱勢，更不可能有父權模式的醫病關係。醫學倫理的課程在專科醫生養成課程與實務訓練中，比台灣多很多。醫生對病人很尊重，解釋也很清楚，但這樣就沒有時間看太多病人。這裡醫生受尊敬的程度和台灣差太多了，有一個從香港來的移民醫師，談起香港的護士或病人看到醫生會先問好，家屬會倒飲料給醫生喝或拉椅子請醫生坐。他把這故事說給這裡的護士聽，她們聽起來就像聽到亞洲精神科醫師一天可看三十個病人一樣，簡直是天方夜譚。他們難以想像亞洲人對醫師尊敬的程度，或是醫生願意給病人或家屬手機號碼。在這裡，儘管醫生與病人間，看起來談笑風聲，醫生還是常常被告，不論是使用精神衛生法強制住院的簽署或是其他醫療的不滿意。

過去在台灣的住院醫師訓練方法是，上課的人平分一本書去讀，每次由一個人領讀，指導老師再做結論。這裡有點像是專題講座，有點像在大學時代上課一樣。這裡住院醫師訓練採區域性共訓制度，以溫哥華區為例，PGY1 到 PGY4 每個星期都有半天到一天的課程。地點都在 UBC 附設醫院的討論室，課程一排出來就是一年，日期、時間、授課老師都在年初就已確定，通常一個老師只講一個專題。每一階的住院醫師約十人，他們來自大溫地區不同醫院精神科，在那四年的專科醫師訓練，也不完全固定在一個醫院，有點像台灣一些策略聯盟醫院的專科醫師共訓。這些上課的老師，也是 UBC 教學醫院（UBC Hospital, Vancouver General Hospital, St. Paul Hospital,

Riverview Hospital, B.C. Forensic Psychiatric Hospital 等），所有老師是這幾個醫院的一時之選。

　　每次上課時，老師會帶一張紙，上面印有該到課的住院醫師照片，是給住院醫師簽到及老師打分數用的，另外是一張出席醫師對老師課程的評分，每項給予 1 到 10 分的等級。包括 Skill in Teaching, Degree of Preparation, Effective of Communication, Use of AV & Examples, Encouraging Participation, Quality of Handouts, Overall Rating of Instructor 共 7 項，最後一欄是 Comments.另外一面是住院醫師對課程的評估，包括 Timely（current），Depth and breadth of coverage, Relevance to my Practice of Psychiatry 三項，最後一欄也是 Comments.簽名後將名字部分摺疊由班代交給教育委員會。

　　學生若要缺席，就自行負責，或隔年補課。老師可從學生的意見回饋，修正課程的內容，也可提供教育委員會參考，當然這種專業授課是有鐘點費的。這樣子四年下來，學生必然有一定的水準。缺多少課或老師評分也會被平均出來，專科醫師考試的時候，可能又會碰到這群老師。是有些教授的課很精采，吸引許多主治醫師前來旁聽，座無虛席，晚到的還沒位置坐。

　　每年的 APA（American Psychiatry Association）與 CPA（Canadian Psychiatry Association）是他們住院醫師必參加的課程。APA 的規模其實就是世界性的大會，CPA 則像我們國內的精神醫學會，每年輪一個省辦，就可辦十年。五月我在 New York APA 會場看到兩個 VGH（Vancouver General Hospital）相當於 PGY0 的 R1，問她們現在來會不會太早了一點，值不值得搭五

個小時的飛機前來？我獲得的答案就像自己在 Young R 時，從台北飛到高雄或花蓮開會，花在學術場外的時間總比場內的時間多，當時一點也不會覺得無聊或浪費時間，後來就開始發現年會是吸收新知最快最好的地方。我的心得是美國著重在 Biological Psychiatry，而加拿大則擅長於 Rehabilitation Psychiatry，可以互相補強。

除了住院醫師的課程外，每月有一小時的主治醫師專題講座（Grand Round）。由各大藥廠輪流贊助，Muffin、水果盤、咖啡等早餐。問卷調查則有一條是講師的內容是否受藥廠影響，那些藥廠都是我們在台灣很熟悉的。不同的是，這種活動參與的不只是醫師，社工師與護士也不少。病人常會跟社工師抱怨藥物副作用，社工師在這方面的醫學知識也很充足，不會說藥的部分你去跟醫生討論。社工師報告病史能力，也不見得輸給護士或醫師，他們辦公室人手一本大本 DSM-IV TR，敬業精神令人感佩。

最後，我介紹一部心理衛生熱線專屬車輛，Car 87。這是一部專門載精神病患的救護車，內有警察及精神科護士各一員，負責溫哥華地區精神科急診業務。當在馬路上、家庭或公共場所發現疑似精神病患時，透過警網聯繫，這部車就會立即趕到現場評估處理。這部車的警察與護士，可透過他們的特殊系統，取得病人的資料傳真，包括病人過去病史，負責的個案管理員與照護的醫師等資料。如果是新個案或當場無法處理，可與當日值班醫師聯繫，送至指定醫院後續處理。

每天這部車輪值的警察與護士會回到總部，共同討論每天新個案的處理，未來後續追蹤及最重要的建檔工作，也建立警方與醫護間的共識，減少彼此因背景不同而對病患的安置有所衝突。這部車也協助精神病患轉院的服務，由了解精神疾病的專業護士與警員，負責協助病人就醫，對病人無疑是最大的福利。當我們討論結束時，交班的護士起身，熟練的穿上黑色防彈背心，準備開始執行任務，我見識到精神科最偉大的南丁格爾。

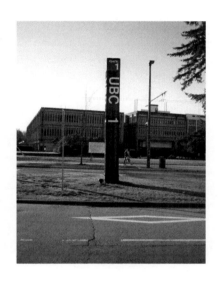

《加拿大英屬哥倫比亞大學
University of British Columbia, UBC 校園》

第七章　搶救台灣移民

　　我到 BIU（Brief Intervention Unit）的第二天早上，社工師就拿著一本病歷來找我，Are you Dr. Chang？話說昨晚從 PAU 轉來一個病人，心理醫師（他們的識別證上的確是寫 Doctor，和我的一樣，所不同的是他們是臨床心理 PhD 背景，我們是 MD，但只有醫師才稱 Physician）在病歷上的 Psychologist Note 上提及有個講 Mandarin 的台灣人有強烈自殺意念與自殺計畫，但因為語言障礙，難以處理，於是以電話請求 Multicultural 部門協助，Cross Culture Psychiatry 主任（也是我的指導教授 Dr. Soma Ganesan）指示將病人轉入 BIU，請台灣來的 Clinical Fellow，Dr. Chang 協助處理…。

　　只在此山中，雲深不知處？GVMHS（Great Vancouver Mental Health Service）很多奇怪的單位與制度，我也是經過一段很長的時間才弄懂。Suicide 病人先到 VGH（Vancouver General Hospital，溫哥華最大的醫學中心）的 Emergency，內外科醫師處理完後，會診精神科醫師處理，如果無法出院，就轉至 PAU（Psychiatry Assessment Unit）。PAU 是設有 16 個病床的精神科急診室，原則上可在這裡治療 3 到 5 天後出院。如果覺得必須住院一段時間才能完整處理就往急性病房送，如果可能不需到住院兩週的程度，就可送往 BIU。BIU 原則上可待一星期左右，病人可從這裡出院，也可轉入一般病房。到 PAU 病人，三分之一出院，三分之一進入 BIU，三分之一由 PAU 直接入病房。如果 VGH 醫院精神科病房客滿，他們可轉送到鄰近

的 St. Paul 醫院或 UBC 附設醫院，這些都是英屬哥倫比亞大學
（UBC）的教學醫院，病人、病歷及病床可互通。

就病人的福祉來說，假如台灣綜合醫院有 PAU 這樣的設
施，一方面可補足精神科專科醫院急診留觀室因缺乏內外科的
醫療資源，而不敢留置病人的窘境；另一方面也可解決綜合醫
院精神科病床滿床的困擾。在 PAU 待幾天下來，症狀也比較清
楚穩定，如果 PAU 床位較擠，病人還可到 BIU 緩衝。VGH 的
BIU 有 12 床，配有 4 個主治醫師（滿床時，BIU 一個醫師平均
照顧 3 床；一般急性病房則約 6 床）。BIU 是一個可在醫師許可
下請假回家過夜的病房，下游的急性病房病人自由度更大。如
果病房都滿了，位於溫哥華東郊的高貴林市的 Riverview
Hospital 是一個非常非常大的精神專科醫院，不亞於台灣玉里
的兩個大醫院。

加拿大是一個很保護弱勢族群國家與強調疾病照顧的社會
福利國家，如果我們把精神病患視為弱勢族群，一切由國家來
照顧，我們就不可以跟病人說滿床（這裡不允許醫師向病患這
麼說，上述那個台灣移民來住院，醫院人員對他說，你在這裡
的吃住一切免費，你不用負擔任何的費用，一切後續治療，我
們社工師會幫你安排，讓他覺得很安心，但也覺得自己是不是
真的瘋了），或我們沒有提供替病人他院找床或轉院服務的義
務，醫院及警察局的救護車也不能按照家屬的意思免費病人送
到他想去的醫院，或是直接給家屬一該縣市有精神病房醫院的
電話，讓家屬在焦急中還要一家一家打電話去問床。

試想把責任推給已經焦頭爛額的家屬，又如何能落實精神醫療，維護社會安全，確保病患基本人權呢？這裡只要病人有重大精神病診斷，一切由 GVMHS 系統的人員處理，病人每月補助足以餬口，住院不用錢，出院後若沒地方住，政府會找支持性住所給他住，由個案管理員去追蹤，這樣精神醫療才有社區化可能。找家屬頂多只是告知，不是要他們交錢或接他們出院安置，這個動作並不像在台灣那麼重要。就文化觀點而言，外國小孩高中畢業就離開家裏自力更生，和父母親的關係已逐漸疏離，也不見得有辦法互相照顧。

　　回到本文第一行，病人一入院，為什麼是社工師來找醫師，而不是護士？這個病房雖只有 12 床，卻有兩個社工師編制，他們的辦公室就在病房內。他們是第一線的個案管理員，病情的來龍去脈也最清楚，GVMHS 推展成功，社工師功不可沒。話說一個英文溝通有問題的台灣移民因全身疼痛難忍，而至急診室求診；在急診室待了兩天，做了些血液生化檢查都正常，因有自殺企圖與自殺計畫而轉至 PAU，在 PAU 待了兩晚，疼痛逐漸消失，但持續失眠，診斷為 Major depressive disorder with suicide attempt 而轉至 BIU 繼續治療，病歷上建議我協助處理。

　　雖然早上 8 點 45 分是 BIU 的晨間會議，但在早上 8 點 30 分，社工師和心理醫師(PAU 和 BIU 有此編制，一般病房似乎沒有)到每個房間找病人到會議室，目的是認識大家的臉孔（因為這裡病人轉出轉入很快），也事先了解病人今日的主要訴求（例如想出院或調整床位）。8 點 45 正式晨會，才有病人最新的訊息給醫療團隊，這是一個值得借鏡學習的地方。

面對那麼多人用英文 present 及 discuss 這個病人，對我也是一個考驗，與其說是來加拿大學看病，不如說來學英文較實際點（一樣是 DSM-IVTR，除了新的藥物試驗外，其他新藥台灣都有，但藥廠的勢力消長不同）。會議時四個主治醫師都參與，其中的一個是病房主任（Medical Director），病房主任會在開會結束後，將新病人分給今天上班的不同主治醫師，如果有主治醫師請假（這裡醫師很重視 Vacation 及個人隱私。休假時，冬天去滑雪，夏天去露營或搭郵輪，只要下班或沒有事先預約，別想找到他。醫生到法院很平常，但到法院出庭政府給專科醫師的出庭費每小時 194 元加幣，路途鐘點費每小時 110 加幣，目前一元加幣約兌換 25 元台幣，一天下來收入好幾萬台幣；他們聽到台灣精神科醫師會把手機號碼給病人，人在國外開會度假，手機還響個不停，簡直不可思議），當天也可馬上分配新的主治醫師給病人。

這種分工的好處是可清楚的將昨晚住院病人，責任歸給值班主治醫師。到早上真正交完班，也可依各主治醫師的專長分配病人。台灣是當病人一住院，主治醫師名字就出來了，萬一在主治醫師隔日看到病人前，病人就掛了，責任有時會扯不清；如果病人住院時，剛好遇到被安排的主治醫師剛好請假或出國，由代理主治醫師或住院醫師負責，對雙方並不公平。那個聽不太懂英文的病人，眾望所歸的分給一個會說廣東話，但可聽懂一點北京話的香港的移民醫師。

除了我以外，所有在場醫師都沒看過這個病人。但病歷上有兩張紅單子，紅單表示根據 Mental Health Act，病人需強制

住院。當一個專科醫師簽署時，病人可強制留院 48 小時，第二個專科醫師再簽署一張時，病人則需強制留院 30 天。這兩張可在一天內同時簽出，也可在不同日子視需要簽署，但他們通常在第二天，視需要才簽第二張，但只要簽了第二張，病人就有權提出 Review Panel 告訴，不想興訟的醫師就會審慎評估，有時是擔心病人安全與討厭出庭的掙扎。

這本病歷記載病人有自殺意念，想用一氧化碳自殺。根據我在這裡的工作經驗，這樣的病人根本不可能在短期內出院。然而當我和病人及家屬用國語會談時，發現情形好像跟從病歷的認知不太一樣。病人的確長期有失眠問題，但這次誘因主要是身體的疼痛抱怨，會談下來，可以到達 Major depression episode，至於自殺部分，當病人在急診室接受會談時，身體疼痛難耐，覺得若無法治癒，不如死去。

急診室醫生問他假如要死，會想用什麼方法死，出了幾個項目供他選，每種都是很快就會死的。事實上，他的英文在聽力與表達並不太好，面對外國醫生講英文，基於華人對醫師的尊敬，即使聽不懂，也常常亂點頭。在這個自殺計畫項目，他想既然要死就選擇一個較快的一氧化碳，話一出口，就失去自由。

他一生從未住過醫院，家財萬貫，移民十多年，小孩都上UBC（University of British Columbia，加拿大西岸第一名校），不需每天接送，生活突然失去重心，每天除了散步就是看世界日報（聯合報海外版，常供不應求），問他為何憂鬱，因為太閒了，悶出病來，但萬萬沒想到第一次到異國急診室求醫，結果卻被和精神病患關在一起，他感到很沒面子，想不到竟然遇到

一個會講國語的醫生，他們全家懇求我能救他出去，他想在小孩開學後，回台灣休息一鎮子。

我回頭到 PAU 找當時和他會談的心理醫師討論，釐清當時會談時個案的實際的情況，再和這裡的主治醫師討論後，結論是他九月回台灣前，必須先幫他安排到 Cross Culture Psychiatry 的會講 Mandarin 醫師時段，確認九月後台灣那方面有醫師可以繼續接手直到他返回溫哥華，才同意他出院。

他們真的是這樣子，過去我在 Venture（這又是一個奇怪的地方，有二十個單人房，所有的編制與設施像旅館，客廳卻又像一個家。精神病患在自己的住所不順遂時，就打電話來訂房，拖著行李箱來報到，有精神科醫師暨團隊在這裡幫忙，食宿全免，每天早上還有健康管理員泡咖啡給大家吃，接著帶大家外出活動，病人是自願進來，當然隨時可 Check Out）遇到一個移民罹患 Schizophrenia 想回大陸，溫哥華衛生局很謹慎的要與中國方面聯絡，希望個案回國後能持續治療，他們要我協助幫他們將病歷摘要及藥物名稱轉成簡體中文，搭飛機當天，社區個案管理員親自開車到 Venture 接她到機場，還準備個 Summary Note 給病人帶在身上，以防海關質疑她帶了一堆抗精神病藥物時，無法解釋。

這個台灣移民出院時，主治醫師已經完成病歷摘要（摘要其實就是住院醫師的 Admission Note 加上簡易治療經過，出院用藥與後續注意事項，其實寫起來很快，不須等到住院醫師帶回去寫，其實滿有效率的），護理站的書記將摘要傳真到個案家庭醫師與 Cross Culture Psychiatry，病人只需帶藥回家等候 Cross Culture Psychiatry 部門通知即可。

加拿大是個多元文化的國家，GVMHS 因應此需求，成立 Cross Culture Psychiatry，裡面的有各種族裔與宗教背景的精神科醫師，目前可提供 22 種語言的服務。此外，我到溫哥華市自殺防治中心 SAFER（Suicide Attempt Follow-up Education & Research）時，那裡的主任對我說，他們可以將求助者說的各國語言透過美國加州一個同步翻譯中心，在電話中的雙向翻譯，一小時談下來所費不貲，但為挽救一個生命，這個花費是值得的。

　　進修有時也是一種文化交流，我出國學別人的 GVMHS，大家對台灣的精神醫療也很好奇，說實話，我最常被外國醫師及與華裔病人請教的問題竟然是龍發堂…。

精神醫療的

美麗境界

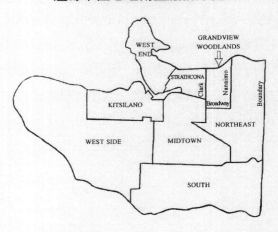

《溫哥華市八大心理衛生中心分布圖》

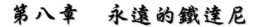

第八章　永遠的鐵達尼

　　我靜靜的坐在 Riverview Hospital 古老的 Henry Esson Young Building 的視聽教室（把建築物名稱寫這麼清楚是因為怕我以後記不清楚，也讓台灣過去曾來過這裡的人容易回憶），雖然外觀老舊，內裝卻是改裝的現代化演講廳。演講者可以在講桌上主控自己的筆記型電腦，不需一直的說 next，也不用擔心放幻燈片的人睡著，如果 power point 有連結檔案或動畫時，也更容易掌控。

　　最後一排門旁的角落，總是我的最愛（外頭風光旖妮，萬一聽不下去，可以到外面透透氣）。時光似乎拉回 R3 當年在台大醫院穿梭病房接受照會精神醫學訓練時，偶而經過醫學院虛掩後門的教室，靜靜的坐下來，混在大學生群中聽一堂上肢解剖學。目的不在聽課複習，只是讓走酸的腳休息一下，順便回味逝去的大學時光。如今，在異國流浪的春天，我沉澱下來，再度享受那種似曾相識（deja vu？）的場合…。

　　今天的會議主題是卑斯省（British Colombia）精神醫療系統單位聯合向社會各界及病患家屬代表等報告政府過去這半年來在精神醫療的努力，也宣達現階段及未來努力的目標。這個稱為 Stakeholder Forum（Stakeholder 是賭金保管人，Forum 是古羅馬集會場地；老外總是喜歡用這種文謅謅的古老名詞，但有他的味道在）的會議，講明一點是接受家屬砲轟醫院及政府醫療的檢討會。我有時常想，這裡精神病人被照顧的這麼好，

照顧者數目遠超過被照顧者不知幾倍，住的地方不輸給一般家庭，領的殘障補助，不亞於那些大學剛畢業找不到工作，正在打零工的人，還有什麼好抱怨的？或許是文化背景不同，觀念也就不同，我靜靜的冷眼旁觀，看他們對醫院的期待。

Riverview Hospital 位於溫哥華市中心東邊約二十多公里，地處高貴林區（Coquitlam）的高速公路旁，我以 70 公里的速度還無法在一分鐘內從旁開車經過，那你就知道它的縱深有多長了。如果由溫哥華前往美國西雅圖看鬱金香節（Tulip Festival，每年四月），途中可以看到右手邊出現一座綠蔭盎然的巨大城堡群，許多外國人（我問許多住在這裡的華人移民）都以為是一個與宗教有關的修道院。Riverview 這個 River 指的是西門菲莎河（Fraser River），這個療養院令人感覺像一艘航空母艦，靜謐的錨泊在溫哥華旁，百年來默默的扮演卑斯省精神醫療的守護神。

未到這裡進修時，我就常在其他心理衛生中心、醫院或病人的病史中，看到或聽到這個 Riverview Hospital 的名字。好比一個門診病人說在當兵的時候，住過 818 醫院；外行人摸不著，精神科醫師就應該知道怎麼回事。無獨有偶的，我也遇到一個來自杭州西湖畔第 7 人民醫院來進修的醫生…，這些奇怪的醫院名稱，都代表同一性質的專科醫院，我想應該和 Stigma 有關吧！

成立於 1913 年的 Riverview Hospital，如今已九十一年高齡，古老的病房外表，見證加拿大精神醫療的發展史。迴廊的玻璃櫥窗，展示著幾個重要階段的儀器、醫師服、照片及各種文件。歷經西方精神醫療機構化的榮景，全盛時期可同時收療 4000 餘

精神病患。而今病房僅剩 500 餘精神病患，卻仍維持約 1800 工作人員與義工的高品質治療。所有台灣精神醫療過去發生或目前正在進行，還是未來可能要發生的事，這裡都發生過了。

曾幾何時，因去機構化的計畫，Riverview Hospital 的病房陸續關閉，有的變成電影院，有的暫時變成病人可以獨立住宿的 House，歸由個案管理員負責，有的沒用棄置，顯得傾頹荒涼。著名的影集 X File，就是借用這個因去機構化而空曠的病房當場景。

我被安排到的病房，稱為 Refractory Ward，專門收療機構化半年以上的病人。據說，有的病人在這裡住院，已超過五十年。在這裡追隨的是一位波蘭籍移民的醫師，這是我在溫哥華碰到的第三個波蘭人，熱情、帥氣是我對波蘭人的感覺。當時他的住院醫師，則是打扮的像修女的穆斯林教徒。過去我對穆斯林敬畏三分，後來我漸漸看到她們快活的一面，例如盪鞦韆，喝咖啡，吃甜甜圈等。

病房對於症狀的描述追蹤，採用 PANSS 作為量化的數據。同一個病人，我打的分數和照顧的主治醫師有很大的出入。一個症狀，不同國的醫師，各自表述，該如何是好？Refractory Ward 的個案可能來自精神科 ICU、急性或慢性病房，每個進來的病人，皆須特別用一個早上，結合家醫科、個案管理員、主治醫師、主治護士等，做一個專屬的個案治療計畫研討。這也是他們精神醫療針對個案量身訂做的治療模式。

偶有西裝筆挺的藥界人員與醫師關室討論，不禁令人想探究白色巨塔中的秘密。告訴你一個八卦好了，許多藥廠未來的

秘密武器,正在這裡研發使用。我想只要台灣原廠的主流藥物專利保護期一到,這些新藥很快就會進入台灣,然後飯店就會有研討會,國內外醫生與藥廠的共生關係,其實相差不多。

記得出國前,我到台北縣參與一個有關社區精神醫療的會議。會議內容,是計畫在縣內重點地方,成立或增加精神科病房,以減少一床難求的窘境,也讓這些病患,免於長途跋涉的到十幾公里外的責任醫院住院。只要病房不設在我家旁邊,理論上是符合目前台灣居民對精神科醫療病房可近性需求的殷切期望。但台灣的醫療是講究提昇佔床率的醫療行銷,當病房逐漸供過於求時,為了維持醫院的人事成本與薪資穩定,醫院政策是否會因佔床率的減少,就延長病人的住院天數?這不僅是個專業勇氣與醫院營運相衝突的問題,也是精神醫療是否能走入社區,完成去機構化的主要關鍵。

會議中的休息時間,外場擺著許多奇奇怪怪的 Cookie,令我不知如何下手,深怕選到好看不好吃,為避免失禮,卻又必須吞下去的食物。兩旁的漂亮海報,就是社區許多 House 在吸引家屬及病人的廣告。每年關閉越多精神病房及醫院,就表示溫哥華衛生局在精神醫療的成就越高。這和台灣目前精神醫療的擴床計劃,似乎是相反的概念?

精神醫學的演進從神怪理論到心理治療,古今中外都是同樣的流程,甚至到現在社會大眾現在還不認為精神疾病需藥物治療。不記語從何起,有一個常帶台灣醫師團開會的溫哥華導遊告訴我一個令她對精神科醫師印象深刻的故事。話說多年前,有一個姓文的教授到溫哥華開會,當同行者皆往觀光景點

遊覽時，她卻獨自帶著他去尋找有關 Shaman 的雕刻與圖騰。
What is Shaman？Shaman is witch doctor. 在我央求下，她試著
回憶那一段逐漸遺忘的旅程。特地帶我去尋找那失落的亞特蘭
提斯。物換星移，許多店已經改頭換面，甚至不復存在，她還
問老闆是否還記得多年前，她曾經帶著一個教授來找 Shaman
的東西。老闆拿出幾個很貴的怪頭，說就剩這些了…。

　　把精神病患送入病房，成為二十世紀初期精神醫療最引以
為傲的治療模式，但是否經得起歷史的考驗？還記得 Foucault
的瘋癲與文明（Madness and Civilization），描述了西方人對瘋
狂的看法及其演變。文藝復興時期，歐洲人把瘋癲者送上「愚
人船」驅逐出境，讓他們漂泊遷移於港口城市之間。緊接著過
去監禁痲瘋病人的建築物被用來對瘋子施行「大禁閉」。Foucault
認為理性的歷史特徵就是一部瘋狂史，就是人類以理性之名對
所謂的無理性的瘋人進行區隔與鎮壓的歷史…。

　　我過去在海軍艦艇服役，許多擁有輝煌戰績的驅逐艦，近
年來因不符合現代戰爭的需求，在歡送儀式後，引爆沉入海底，
心中五味雜陳…。好比目前許多歷史悠久的醫院，因種種因素，
陸續簡併或裁撤，病人、工作人員不知何去何從？在既定政策
下，2007 年 Riverview Hospital 也將完全走入歷史，病人依其
個別需求，回歸離開已久的社區。工作人員同時去機構化，轉
型為個案管理員與社區精神科醫師。這是加拿大精神醫療歷史
的另一個里程碑，至於 Riverview Hospital 九十四年的功過，就
由交由歷史來評斷吧？

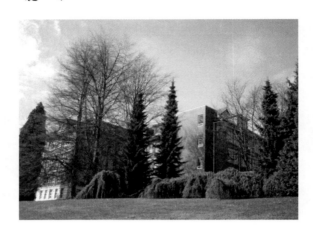

《九十高齡的精神病療養院 Riverview Hospital》

第九章　大哥的家

碰、碰、碰，經過幾道自動上鎖的鐵門，我似乎已迷失在一個危險的地方。冰冷的病房銀色鐵門與外面像花園般的自由活動區域，形成完全相反的強烈對比。不入虎穴，焉得虎子？既來之，則安之，只好戒甚恐懼的尋找精神犯罪的實症醫學呢？

位於大溫哥華區邊陲高貴林市的英屬哥倫比亞省司法精神醫院，擁有兩百多個床，專門提供給有案在身，需要強制住院鑑定與強制治療的精神病犯。從高速公路交流道下來，一片荒蕪的蔓草遠處，矗立著一個像農舍般的建築。除了接近門口處有個小小的路標寫著 Forensic Psychiatric Institute 外，再往內去似乎看不到明顯的招牌，即使是大門口也只是寫著 Colony Farm.

進入病房時，剛好是住院病人的自由活動時間，四位正圍一桌打牌的壯漢，突然停止動作，緩緩向我瞪了過來。似乎對我打擾到他們的清靜，來個下馬威見面禮。滿佈刺青的手臂，銳利的眼神，讓我感覺到他們的不友善。負責照顧他們的主治醫師都是專攻司法精神醫學的醫生，背景是取得精神科專科醫師後，再接受一年 Forensic Psychiatric Fellowship 後，有著 Forensic Psychiatrist 的專業頭銜，專職來處理這一類病人，感覺有點像現在台灣推行的兒童青少年精神科專科醫師訓練制度模式。這裡醫學中心的精神科專科醫師大部分都會再完成一個 Fellowship 的訓練，然後再開始主治醫師的生涯，他們可以很專注的在一個次專科的領域發展，成為專業中的專業，其他無

論藥癮、兒青、社區、照會等領域，幾乎都強調 Fellowship 的訓練。

我注意到醫院外圍，有巨大的鐵絲網，像電影侏儸紀公園入口一樣。我想病人即使從這裡逃出去，到開始有人煙的交流道旁，也有一公里多的路程，醫院本身的駐警應能輕易的將病人抓回。醫院內分成十幾個病房及社區 House，除區隔男女病人外，還將病人依病情的嚴重度由 A 到 H 分成好幾個等級，A 最嚴重，H 最輕。當病人的症狀有進步，就可搬入自由限制較少的病房，症狀最輕的幾乎已經住到社區的房舍。通常兩、三人一間，自主管理，除領精障津貼外，還可出去找工作。病況部分由司法精神醫學社工師定時關照，向醫生回報即可。司法精神醫院病人的管理模式和一搬社區精神病患的管理似乎沒有太大的差異，也許可用假釋出獄來形容，也是在朝去機構化的目標前進。

相對於其他精神病院而言，這裡病人住院的時間比較長，每天的會議大概討論一、兩個個案的目前情況，是否可以轉病房或離開醫院。病人或家屬依然也可以要求出院或控告醫生監禁病人，那就召開 Review Board（一個可以當場決定病人是否可離開醫院，重獲自由的公聽會），病人可以請律師，代為答辯與質詢，病人的親友可以坐在台下，全程參與。病人主治醫師要在台上接受法官、政府委派律師、另一個精神科醫師及病人律師等的質詢，而且全程錄音，交叉詰問的過程相當繁複，每次召開就是一個上午，病人的社工師更必須全程列席。我參與了幾場，覺得醫師花在出庭的時間太多了，而且有時也得不到尊重，和被告似乎

沒什麼兩樣。要維持這種制度，當然要有些吸引人的誘因，讓精神科醫師願意投入。一般精神科專科醫師是不需要做司法鑑定的，因為後續複雜的出庭答辯，沒有經過專業訓練，大概無法勝任，也會嚴重影響自己每日的工作行程。對住院醫師的訓練而言，司法精神醫學算是選修，沒興趣的可以不選。

　　溫哥華精神醫療的個案管理員制度，依然運用到司法精神醫學醫院的病人追蹤。每次的個案討論，司法精神醫學專業社工師總是靈魂人物。每個病人病情的長期變化、復健過程、家屬情況、社會資源的運用，大概只有他能瞭若指掌。雖然醫師是整個醫療最後的決策者，但沒有社工師參與，開會的效果則大打折扣。我對個系統的認識，很多是跟著從社工師家訪、團體治療等過程中學來。很幸運的在這門艱深的大英國協司法精神醫療制度中，剛好遇到湖南長沙市中南大學的司法鑑定中心的主任教授在這裡擔任研究員，另外一位是在香港長大，在這裡工作的社工師。這裡只有我們三個會講中文，同是天涯淪落人，今天不談政治。兩岸三地代表，共同討論，同時出席參與一位住院華人移民是否可以出院的公聽會（Review Board）…。

　　每次討論會翻開病歷，病史大部分與傷害罪有關，例如在持械傷人，在家打傷來訪的個案管理員…。什麼樣的醫生願意在這裡工作？就像有些人不太喜歡處理吸毒及反社會型人格病人一樣。如果當個醫生還要受病人威脅，還有什麼意義呢？特別是人格疾患的病人。我對從事司法精神醫學醫師的敬佩，就像對法醫師的崇拜一樣；因為他們犧牲奉獻，做很多醫生不想做的事，而且伸張正義。

　　聽過 24 個比利的故事吧！當比利殺人被抓時，所有人都以為事情已經結束，警方也想迅速結案，殺雞儆猴時，一個令人敬重的精神科醫師獨排眾議，儘管自己病房的醫護人員都認為比利在裝病，但最後大家還是認同精神科醫師提出多重人格的診斷，釐清事實真相。

　　記得在台灣會接到法院轉來醫院作精神鑑定案例，常覺得精神科醫師單憑一些警察的筆錄、照片資料，安排半天的會談、心理測驗與腦波等，就必須去回答法院所問的案發當時，個案是否處於心神喪失或心神耗弱狀態。事實上，很多個案在會談時，個案不知道是故意閃爍言詞，或因離案發時間已達數月之久，回憶不易，還是真的有精神症狀干擾？這樣子去下判斷，對精神科醫師壓力是否太大，是否會造成冤獄？交叉詰問法是國外對精神病患人權的基本保障，但精神科醫師也可能在法庭中，遭到對方律師或其他公正精神科醫師對其診斷的公開質詢。

　　個人以為，司法精神醫學鑑定，應該比照國外列為精神醫學的次專科，需在精神科專科醫師後，再接受一年的司法精神醫院訓練，而不是每個精神科醫師都有資格或義務去接案的。就像驗屍的工作，須由有病理科醫師背景的專業法醫師執行，而不是指派衛生所的公費醫師去執行一樣。

　　想起出國前，突然接到法院送入一個被判需到醫院接受強制治療一年的病人；剛好那天我有一張空床，他就被歸入那個床位。他住在病房，對工作人員是一個很大的挑戰；對其他病友，也不公平。但法官又根據那一條法律判他需到醫院一年，一年真的就會好嗎？會不會不夠，還是關太久了？同樣的事情

發生在加拿大,是先隔離到到司法精神醫院,由專業的司法精神醫學醫師治療與評估並行。先安置在最不自由的 A 區,每半年經由公聽會評估一次,病人逐漸往自由度較高的 B、C、D、E 等區移動,就像假釋出獄一樣,這是大英體制的司法精神醫學模式,值得我們借鏡參考。

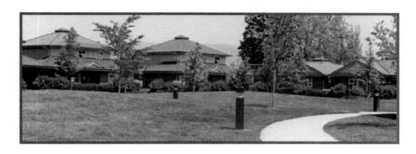

《加拿大英屬哥倫比亞省的司法精神醫院,提供 211 床治療床位。》

第十章　白色巨塔

　　MSN 線上對話，傳來台灣的問候…。「學長，外國的醫院很漂亮嗎？是不是真的和電影演的一樣？」我說 Yes，這裡的病人令人羨慕，也受到很好的尊重。病人長相就像 Synopsis（國內外精神科住院醫師考專科醫師必讀的千頁教科書，相當於內科醫師的 Harrison）所附照片一樣，病房的顏色搭配感覺起來較 Soft、Warm，就像飛越杜鵑窩（One Flew Over the Cuckoo's Nest, Jack Nicholson）或伴我情深（Mr. Jones，李察吉爾）內的場景。

　　記得醫學院剛畢業時，我被分發到向美軍租借的海軍諾克斯級（Knox）飛彈巡防艦。一上船，艦長告訴我，醫務室老美管他叫做 Sick Bay，要讓病人有種像在海灘上放鬆悠閒式的休息。醫生的權威與父權式的醫病關係已隨著時代的進步而式微，取而代之的是醫療服務與行銷，Patient Center 的理念及病人充權（Empowerment）的理念。

　　因此目前醫療品質的概念應擴及到硬體與軟體的全方位提升。特別是精神科病房空間要大，病床數目要少，休息空間要多，沙發要舒服，音響要高級。舒適的標準要超越一般家庭及餐廳，不要讓病人看到病房就想跑，這也是治療的基本理念。看病時有實習醫師、醫學生跟診時，要徵得病人的同意，是病人的權益，也是對病人的基本尊重。有時我跟診時，碰到英語講的不太好的兩岸三地移民；一開始，主治醫師向病人介紹我是台灣來交流的精神科專科醫師，Mandarin 講的挺流利的，Dr.

Chang 在這裡，肯定對你有很大的幫助。如果你無法用英文表
達時，你可以跟他說中文，他是很好的翻譯。您是否同意 Dr.
Chang 坐在這裡共同參與看診工作？病人一聲：I don't think so.
我只好自沒趣的離開這個場子，用佛渡有緣人，一枝草一點露，
生物會自己找尋到他的出路的想法來自我安慰。這就是尊重病
人吧！

　　中國人有一句話說：「學而優則仕」或說「上醫醫國」；這
裡似乎不容易感覺到。很多行政職位的系主任（Director），都
很年輕。這裡很多的醫生生活很單純，上班就是看看病人，看
看醫學期刊。不碰行政的醫師，開會的時間非常少，只要完成
自己專科醫師的持續教育學分，其他時間就是自己的時間。當
醫師就是把病人看好，太多的外務，會減少診治病人的時間，
也減少服務病人的人次，枉費了醫學教育的投資。

　　以精神科而言，八大社區心理衛生中心的主任都是社工
師；其他如自殺防治中心、類似台灣的康復之友協會的領導者，
都不是醫師。在東方的國家，上述機構可能都是由醫師領導，
真的是浪費太多臨床時間。北美醫師完成專科醫師訓練，雖是
起點，彷彿也是終點。MD（醫師）、FRCPC（專科醫師）就很
有自信，別人似乎也不會因其他附加的研究成果或是學術教職
地位，來改變對醫師的尊敬。病人在乎的是，醫師到底有沒有
把我治好；醫師在乎的是，會不會造成醫療糾紛，這也是醫師
的基本責任。醫師的鐘點費高，怎麼捨得浪費在無意義的行政
工作上？當然，這當然也和國家的文化有關；這裡分工精細，
醫生以治病為主，不干醫師的事他會直接說 I don't know.然後

就結束了，還不如去找社工師比較實際。

此時台灣上演的日劇白色巨塔，在醫學界引起廣大的迴響。有人會用劇中人物來對照職場中所看到的醫生。誰像東教授？誰像鵜飼教授？誰像財前醫師、里見醫師，還是薔薇會的醫師夫人？這部片是一個很好的醫學倫理教育，也反映了醫世代的迷失與徬徨。局外人看笑話，但內容是虛構還是雷同，盡在不言中⋯。

隨著在溫哥華待的時間越久，跟的老師越多，參與的交叉詰問場合越多；越體會出醫療制度的重要。台灣很多醫生，常被病人無理的要求，氣得要死。這裡病人是沒有選擇專科醫師的權利的。因為醫院根本沒有掛號這種東西，也沒有看到醫師的門診時間表。

這裡精神科醫師看診是論時間收費的，完全透過家庭醫師與社工師預約。初診一到二小時，複診半小時到一小時；三小時的門診，不會超過六個複診或三個初診。我的經驗，一診中出現兩個初診或五個複診已經很少見，只要你排的進來看診的，就可以享受醫師用心看診。如果提早談完時，剩下的時間，醫師會用來寫病歷或查書，等到整點的下一個病人來才開始看。

這裡沒有按燈號叫病人進來的裝置，約診的時段都很清楚，早來沒有用，想多談也不可能。預約時間到時，醫師會跑出去外面請病人進來，病人如果遲到或爽約，或被醫生認為不合作的病人，下次要再預約就很難。目的就是維持醫療品質與避免醫療糾紛，沒有現場掛號，醫生也不會延遲下班。

這裡的醫療每年能提供的診次與各種檢查次數是固定的，

不可能像台灣那麼便利，一個人可以有好幾個醫院的病歷，所有的病歷與檢查結果都會回到家庭醫師那裡去。這裡不塑造名醫，只有合格的專科醫師與家庭醫師，藥錢全部自己付，沒有處方買不到藥⋯。台灣的醫療資源如能妥善整合，病人沒有選擇醫師及隨時掛號的自由，醫生看病論時計酬，醫生就不會衝量，病人也較有保障。

在加拿大的醫院，加班費似乎吸引不了人，會休閒是最重要的。在這種重稅主義的國家，一般人的平均納稅，是薪水的三分之一；而收入較高的醫生，繳稅常超過薪水的百分之五十。賺再多的錢，可能也比不上一個不小心的醫療糾紛。所以大家似乎沒有很強的動機去賺錢，每天看固定的病人，時間到就下班了。台灣醫師一個半天，可看數十個病人，簡直令他們不可思議。

這裡有卓越計畫（ Best Practice ）、總額預算（ Global Budget ），看起來也是自主管理的模式，一筆固定比率預算，負責大溫哥華區精神病患的照顧，發展社區心理衛生中心、個案管理員制度與住所服務，也是為了節省醫院成本，多餘的錢就是大家的福利，至少沒有浮動點值這種折扣醫療。除了精神病（ Psychosis ）外，憂鬱症和精神官能症的藥錢要自付，等候見到精神科醫師的時間，也常長達數周。其他內外次專科等候半年以上，更是常有的事，至於大家常提出的疑問，腫瘤變大或惡化怎麼辦？很多移民都回台灣開刀或投保第三國的海外醫療。

這裡感冒只能看家醫科，不僅要預約，還要看醫師是否額滿願意再加號，否則只好自己想辦法。家醫科看診費加幣 45

元，約台幣 900 元，拿處方自己去藥局買藥，處方幾天就只能買幾天藥。下次要再拿藥，須經同樣看診及取藥步驟，這是真正醫藥分家的醫療模式，醫生、醫院不賺藥錢。醫師的看診會也不會因病人看太多被打折扣，因為生命是不能打折的，醫療糾紛也不能因案件多，索賠就打折。

　　台灣實施總額預算前，各醫院衝業績，希望能夠分一個好大的餅。結果大家衝的很累，除了早診、午診，為了拼業績，還有夜診與黃昏門診，甚至假日都還要再看診…。醫院為了持續成長，還在各捷運車站，用接駁車免費接送病人到醫院。結果是在惡性競爭下，醫院員工越來越累，同樣治療可獲得的點值卻逐漸降低。醫院的給付，經過健保局的七折八扣後，許多醫院竟然入不敷出，台灣醫生為求生存、求尊嚴，而首度走上街頭…。這裡醫生也曾罷工過，2004 年溫哥華市所有醫院的秘書、助理、洗衣部等雇員共四萬三千人集體罷工，醫院幾乎癱瘓。溫市政府危機處理的模式，值得台灣借鏡參考。

　　我想台灣健保局之的所以推行總額預算，一定是希望學習國外控制醫療成本的方法，來抑制醫療經費成長速度。在總額預算的原則下，讓醫界發揮同儕制約現象，醫院不要鼓勵病人看病，把資源用在真正需要的病人身上。這樣子醫生可以少看一點病人，也能把病人看仔細一點，醫病雙贏，再創台灣全民健保的美麗境界。

　　加拿大沒有私人的大醫院，總額預算給醫生的錢是固定的，醫生把自己的額度看完就休假去了，不會想多看一個病人。全國推行成功的家庭醫師制度，家庭醫師轉介到專科醫師，等

待幾個月，司空見慣。醫療不浪費，至於是否耽誤病情，就見仁見智，許多台灣移民無法忍受這樣子的情形，只好搭飛機回台灣看病。

　　加拿大的精神醫療，是一個獨立的總額預算。全國年度預算的百分之三十五為醫療預算，醫療預算的百分之十為精神醫療。這是一個很特別的保護制度與概念，不僅避免精神醫療膨脹，也保障精神障礙者的基本福利與權益。

　　治療精神病患成本最高的就是病人出院後，一再的反覆發病入院消耗醫療資源。為了解決這個問題，溫哥華心理衛生局用大量的個案管理員，協助病人吃藥及門診追蹤，著眼長期的復健照護，大量減少疾病復發，不僅節省醫療費用，減少病患發病時對社會安全的威脅，這種以社區模式為主的精神醫療也提供了最人性化的治療模式。

　　這次申請公費出國進修，在醫院當臨床研究員，競爭並沒有想像中的激烈。主要原因，可能因為準備托福考試及申請時間長，從申請到受訓完成，所投注的時間和精力，在國內早已可取得一個碩士學位，加上國外生活花費高，語言溝通挫折，可能會影響到病人及同儕對自己能力的肯定。有時候，必須爭取主動發言，拿起 Synopsis 或 Comprehensive Psychiatry 引經據典，讓大家對你刮目，也讓他們認識台灣的精神醫療水平。當然，令他們最有興趣的可能是我們的軍陣精神醫學（Military Psychiatry）特色。

　　現在台灣精神科專科醫師，每年成長速度幾乎是我當年考試的兩倍，卡位戰的問題也開始浮出檯面，出國進修太久，回

來可能原來的職位都不保，還不如在國內快速取得學位，接著兼課換教職，穩住自己的位置…。這也許這是當前白色巨塔內主治醫師的進行式。

出國當研究員？再拿一個學位？當初的抉擇好比看到黃樹林的兩條叉路，遺憾的是我不能兩條路都走，身為旅人，我長久佇立，極力放眼望去，到其蜿蜒深處，然後同樣的再看另一條，也許它比較好，因為它長滿青草…。

這段期間，沒有修課與攻讀學位的時間壓力，專心投注在精神醫療的實務歷練與國外生活的實地體會。考照、駕車、旅遊，足跡北抵阿拉斯加冰河，體會鐵達尼號的兩千人郵輪之旅；南抵美西奧瑞崗州與近日復活的聖羅倫斯火山；東至美加東搭乘少女號遊艇穿越驚險的尼加拉瓜大瀑布，享受魁北克法式龍蝦，憑悼紐約九一一的世貿遺址；西至維多利亞島布查花園，啜飲帝后飯店下午茶，遊歷北美原住民圖騰發源地。當然也沒錯過一箭之遙的落磯山脈的哥倫比亞冰原大雪車、班芙小鎮休閒之旅與 Cypress 的滑雪樂趣…。

在陪老師參與國內外的會議過程中，也認識許多外國精神科醫師，共同思索研究主題，未來相約在不同的國際會議討論。到北美一流的醫院當臨床研究員的經驗，雖然花了不少錢，但對視野的開拓，思考的衝擊與自我實現的完成，卻是無價的寶貴經驗。信手拈來，就能寫出這麼多令人羨慕的故事，對人生的意義的追尋與生命價值的回憶，可能不是埋首書堆或實驗室，攻讀學位所能獲得的吧！

哲人說：「不要向我訴說歷史上的偉大人物，我年輕的時

候，就是我光榮的時刻！」醫學院畢業十年，也想休息一陣子，順道玩一玩；出國遊學剛好是個藉口，用馬士洛的追求自我實現，剛好給自己一個冠冕堂皇的理由。

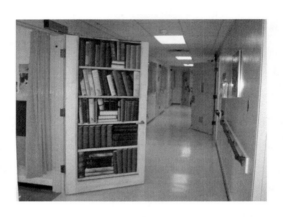

《Riverview Hospital，老人精神科病房。為了讓失智症病人，感覺在自己的家，社工人員特地跑到她家書房照相，將照片放大貼在病房門上，讓病人有在家的感覺，也比較不會亂跑出去》

第十一章　　主動式社區治療

　　我在溫哥華市的一個中學門口，等候著今天的工作伙伴：一個多元文化社工師（Multicultural Social Worker）與一個香港大學社工系四年級的出國見習生。看著學生踏著輕快的步伐，邊走邊跳的進入美麗的校園，腦中不禁浮現自己那個戴大盤帽，穿卡其制服的學生時代…。若要說我們在斗斛年少時期，有什麼心理問題，大概也就是擔心聯考不理想或是不該在這個時候愛上不該愛的人，因讀書而認識，因落榜而分手。若真有心理衛生問題，也不過是少年不識愁滋味，為賦新詞強說愁罷了。

　　談到這裡的學校，很多台中港小孩（台灣、中國、香港）到移民到這裡後，都不想回去了。因為這裡讀書很有趣，也很好玩，平日下午三點就放學，學校平時也會安排許多從遊戲中學習的活動。如果來這裡讀一陣子再轉回台灣，大概難逃留級命運。但這裡大人工作不易，賺錢難，繳稅又多。為了經濟，很多父親辛苦在海外賺錢當空中飛人，留下母親在這裡一肩挑起照顧孩子的責任。或許是語言與文化的障礙，使得這些人無形中聚集，成為一個獨特的的社區--望夫村，移民身心問題也成為關注的焦點。

　　我們三人今天是代表溫哥華心理衛生局，到學校討論一個罹患強迫症學生的生活技能訓練課程。與會人員有學校的輔導主任、輔導老師、社工師、導師、課程負責人員、個案、個案同校姊姊、個案母親與我們三人，陣仗不小。我們為他量身安

排一個暑期活動，每天的課程針對個案興趣，包括溝通訓練、社交禮儀、閱讀、剪貼、烹飪、運動。重要的是學校還協調校車接送，並且另外找一個房子，安排與另一個同學同宿，二十四小時隨時有個案管理員可以協助。

醫療部份有他所屬的心理衛生中心精神科醫師負責，多元文化社工師是因為個案為香港移民，母親主要使用廣東話，因此心理衛生中心指派會說廣東話的社工師當他的個案管理員，會議中也擔任同步翻譯角色，我則提供藥物及疾病諮詢。

我心中再度產生一個驚嘆號！要救一個人，就是要考慮到每個細節，若為省錢、省時而做不完整的投資，到頭來疾病還是復發，真的是不惜成本以個案為中心式的治療。有時他們對於一些注意力不集中的過動兒童，還可以安排一個專屬的老師坐在個案旁邊，陪他上課。其實，仔細的評估，這種主動式介入的投資是值得的。

主動式社區治療（Assertive Community Treatment, ACT）原為針對嚴重且慢性化的精神病患，提供主動性、機動性與支持性的的照護與治療；但事實上，在兒童心理問題的早期介入，看起來雖然有點大費周章，但這種未雨綢繆、防範未然的投資是值得的。

誠如書上所言，使病患在受最少限制的環境中接受治療，避免再住院的旋轉門效應和提供延續性的照護，是主動式社區治療的主要精神。除了精神照護外，還包括其他的醫療照護、申請補助協助、提供食物、衣物、庇護所及復健活動等。這樣的治療關係，也是溫哥華的個案管理員讓精神病患接受與期待的原因。

就服務的面向而言，加拿大溫哥華的主動式社區治療內容與美國東巴爾的摩 COSTAR（Community Support, Treatment and Rehabilitation）的社區支持、治療與復健等三大面向，有許多相似之處。主要工作重點包括延伸服務、架橋、社區生活支持及司法照會延伸服務等。

延伸服務（Outreach）就是讓心理衛生工作人員，走出辦公室與醫師診間，主動到社區與個案互動，服務到個案方便的地方。架橋（Bridging）則提供個案社區服務與醫院服務的中繼站；也可將個案從一個社區連結到另一個社區。社區生活支持（Community living support），就像個案管理員提供給病人服務的模式，主動式社區治療也提供給住在支持性住所的個案。而司法照會延伸服務（Forensic liaison outreach）則提供給需要司法鑑定中心及心理健康服務的個案。

至於 COSTAR 計畫中使用 SHARES 代表症狀（Symptoms）、居住（Housing）、日常活動（Activities）、娛樂（Recreation）、工作（Employment）、重要他人（Significant Others）的多面向方式協助個案管理員評估與紀錄個案的變化，在這裡雖不是用此名詞，但方向與精神大致相同。

主動式社區治療的成功在於減少再住院率與住院天數，增加病人生活、職業及自我照顧功能，讓家屬滿意，也減少家屬照顧的負擔。病人的的整體生活功能（Global Assessment of Functioning, GAF）分數增加，症狀嚴重度減少，急性發作的次數也減少。精神科急診需求減少，緊急照護與司法精神醫學問題的減少也都是主動式社區治療的重大成就。

精神醫療的
美麗境界

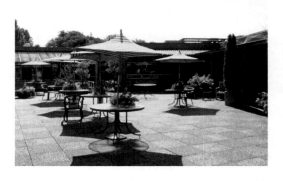

《主動式社區治療，心理衛生工作人員可以在各種場合與病人見面》

98

第十二章　旅店

　　Venture 的英文字義是冒險的意思，而在大溫哥華精神醫療系統的定位是 Crisis House.從外觀看去像是一幢漂亮的別墅，沒什麼特別顯目的招牌，裡面則是 Lobby，Kitchen Room，洗衣間、二十幾個房間與戶外吸煙涼亭，許多人悠閒的在裡面看報、聊天、喝咖啡，不時有人扛著行李 Check In 或 Check Out，感覺到了國外的三星級旅館或是 YMCA.

　　根據精神疾病的漂流理論（Social drifting theory），精神病患者較易出現的區域，應該是在市區。為了減少這些精神疾病遊民造成社會問題，加拿大政府在許多地方，提供病人免費或象徵性收費的食物供應。除此之外，為了彌補精神病患住在政府提供社區住所的厭倦，偶而想改變一下環境；溫哥華市政府特地在市區蓋一幢別墅，讓在家中或住所待煩的病人前來投宿，並有二十四小時的醫護人員診治病情與健康工作者（Health Worker）帶領團體的 Crisis House 稱之為 Venture，或許可成為台北市政府推行精神病患暫托服務或喘息計畫的一個參考。

　　所有列案的精神病患，只要覺得心情憂鬱或精神症狀似乎要復發就可自由前來，值班醫師評估症狀還不到急性病房的標準，就可在此做三到五天的停留。這裡免費供應三餐，個人行動亦相當自由。在台灣我們常見到病人及家屬表達自己並沒有像急性病房內的病患那麼嚴重，不需要關到鐵籠中，但很多精神病房的結構就是如此，病人只好屈就病房設施。在溫哥華精神醫療的人權理念上是治療配合病人，而非病人配合醫院。

在這裡住宿的病人有人料理三餐，Check Out 後有人整理房間，不定時有免費戶外旅遊活動，過得不好還可抱怨，最後一毛錢都不用付，彷彿是旅館的 VIP。有時候工作人員，也會覺得政府把病人寵壞了。或許這就是為什麼人家說，溫哥華是精神病患的一個美麗天堂。

許多精神病患出院後，根本無法與家人同住。而解決精神病患出院後，流浪社區的問題，最直接的方案就是住所服務（Housing Services）。大溫哥華精神衛生照護模式的住所服務是社區精神醫療的基石，提供精神病患良好的居住環境，加上個案管理員的監督，可以避免他們流浪街頭，也是社區精神醫療可以推展成功的原因。

許多精神病患出院時，情緒已經穩定，但回到家中，自覺又接受到刺激，導致再度發病。溫哥華市政府把照顧精神病患視為社會與政府的共同責任，政府花錢提供免費社區住所，人民可以接受，也認為是正確的事。即使精神病患有潛在的社會危險，除非精神科醫師與個案管理員專業判定需要長期住到醫院外，不應終身禁錮在精神病院的牢籠中。

北美地區過去數十年精神療養院的去機構化運動中，病患離開醫院後兩個主要的地方是社區的支持性住所與結構性的住所安置計畫。結構性的治療機構，在位階上仍然是病患角色，生活行程由工作人員控制，服務標準化，是屬於一個過渡性的預備環境，適合剛出院或病況不太穩定的案主。結構性的治療機構，病人外出自由仍有局部的限制；台北市許多康復之家，感覺有這個模式的味道。社區的支持性住所，在位階上是常人

的角色，屬於案主控制的家庭，有個別彈性化的服務與支持，病人可不受限制的自由進出。

大溫哥華精神衛生照護的住所服務使命，在提供罹患嚴重及長期精神疾病成人一個安全、私人的生活環境，在那處所中，他們可自我實現。住所服務的信念與價值，包括可與所有照顧者充分溝通，照顧者可隨時提供服務，工作人員與病人互相協調研究，生活中的決定由病人本身來主宰，住所的使用可以有些改變，設施使用有超時的彈性，全方位人性的關懷服務，了解個人的潛能，並與社區生活結合，做系統性的功能評估，持續的改善品質，以實證醫學的操作，讓服務涵蓋所有人口。

住所服務目前達到的目標是，個案生活在住所服務計畫安排中，呈現穩定祥和。個案在住所生活環境中，感到安全，個人完成自我實現或得到支持服務。目前的住所服務分為支持性住所（Supported Housing），居家性住所（Residential Housing）與緊急住所（Emergency Housing）。

支持性住所（Supported Housing）目的是提供給可以獨立照顧生活的個案，目標是個人信心，社會支持及每日的生活技能。支持性住所的種類包括支持性公寓（Supported apartments）、團體家庭（Group homes）及支持性旅店（Supported hotels）三種。

大溫哥華精神衛生照護（GVMHS），就是精神醫療整合性健康照護系統（Integrated Delivery Systems: IDSs）的最成功模式。加拿大以醫療福利傲世，醫療組織無論是垂直式整合或水平式整合，最終目的都以提供個案為主的是廣泛性與連續性照

護為標的。這裡許多政策都用 Consumer 來稱呼精神病患，強調對消費者終其一生所需的各種生理、心理及社會服務需求所需的健康與醫療照護模式，並同時強調業者服務的整合機制，突破有形的組織界線（Boundary），以落實無隙服務（Seamless service）的概念。在對的地方、對的時間來提供病患最適切的服務。

　　Venture 的概念，讓我們覺得溫哥華市政府真的很務實的要解決病患的所有問題，這個投資感覺雖貴，但就減少疾病復發及再住院率的長遠觀點考量是非常值得的。想想許多國家的精神科病患因受限於住院天數，結果病人像人球一樣，形成重複住院及就醫的旋轉門效應，造成政府及社會極大的負擔與恐懼，也耗費了無數的醫療與社會成本。與其如此，何不一開始就真正面對問題，未雨綢繆，防患未然，徹底滿足病患的需求。

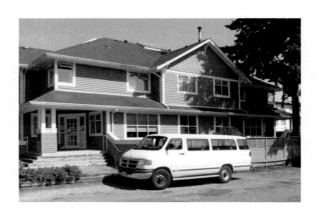

《Venture 的別墅外觀與專屬帶病人外出旅遊的小型休旅巴士》

第十三章　匿名戒酒會

　　溫哥華社區心理衛生中心與溫哥華總醫院比較常看到的匿名團體（Anonymous）主要有匿名戒酒會（Alcoholics Anonymous）、匿名情緒管理團體（Emotions Anonymous）及匿名雙重診斷團體（Dual Diagnosis Anonymous）等。這是精神科團體治療的一種，主要由具有相同問題的成員組成，在精神科專業人員的帶領下，互相支持互相成長。所有成員對外均保持個人的匿名，團體成員從閱讀資料與分享討論中，彼此提醒、鼓勵與支持。資深成員還可擔任輔導者，協助新成員進行復健計畫；另外也提供成員家屬諮詢與服務。

　　這樣的團體治療通常每週一次，每次一至兩小時，一直不斷的進行。在珊卓布拉克主演的電影「28天」可以看到很多酒癮團體治療的場景，甚至有人參加團體成癮，假裝得到各種疾病…。我在成癮病房擔任住院醫師時，曾經有過擔任團體主持人的經驗。其實國內已經做得不錯，也有相關的翻譯書籍，並逐漸邁向本土化。

　　以匿名戒酒會為例，它的戒癮十二步驟為 1.我們坦承，在面對酒精時，我們束手無策。2.我們必須相信，唯有藉更強大的助力才可能戰勝酒精。3.我們了解天主之後，我們下定決心把我們的意志和生活交給神。4.我們必須以坦然無懼的態度做自我反省。5.我們向天主，向我們自己，向另外一個人承認我們錯誤的真正性質是什麼。6.我們必須為神所提供的幫助做好準備。7.我們必須誠摯地要求萬能的神幫助我們。8.列出曾經受

過酒精傷害的人的名單，並和他們攜手一同改正。9.和他們攜手共進的同時，向他們提出任何有助於改過遷善，但又不會對他們造成傷害的建議。10.我們繼續做我們個人的自省，一旦發覺偏失，能坦然承認錯誤。11.經由祈禱和靜坐與神保持溝通，祈求祂賜給我們戰勝酒精所需的知識、勇氣和毅力。12.我們不僅使用上述的方法戰勝酒精，更要將它們運用於任何對我們有害的習性上。

可能由於宗教信仰的關係，戒癮十二條法則，皆以天主為指引。在國內我們會換成其他代名詞。此外，這十二條法則的精神亦可應用在許多團體治療上，只是戒癮的效果有限。在溫哥華總醫院的電梯內，就有貼各種不同匿名自助團體的洽詢方式。我第一次進入匿名戒酒會，就聞到濃濃的酒味。顯然有人還是受不酒的魔力，永遠希望再給自己最後一次機會…。

心理醫師，Psychologist 加拿大的要求和美國一樣，要有心理學博士學位。每年他們會有一本大溫地區註冊執業心理醫師的專長、個別或團體治療模式，每小時或每一課程的收費，住址及連絡電話。但這一項是屬於自費項目，目前在溫哥華的醫院不提供心理醫師的心理治療。心理治療歸入精神科醫師與病人會談的一部份，醫院的心理醫師只有少數幾位特約，主要以執行心理測驗為主。具社工背景的個案管理員與病人關係較密切，也是帶領團體治療的主要人物。

在台灣，一般病人及家屬對精神科的團體治療都感到很抽象；甚至不認為是一種治療，當然可能也無法認同精神疾病是一種腦部功能失調的疾病。都會區的病人希望多和醫師談少吃

藥，郊區病人尊重權威，服藥順從性較佳，但也較易求助民俗療法。團體治療在台灣，似乎還有很大的推廣空間。

　　溫哥華對精神病患的團體治療計畫不勝枚舉，除了常見的精神分裂症、憂鬱症、躁鬱症團體治療外，還有專為服用抗精神病藥引起身體失調的 TD（Tardive dyskinesia）支持性團體。甚至連台灣精神科都不太敢收入院的邊緣性人格（Borderline Personality Disorder）病人都有專屬的 DBT（Dialect Behavior Therapy），值得我們借鏡。

　　我在這裡比較有所發揮的就是在 Cross Cultural Psychiatry 協助處理移民的身心問題。尤其是 North East Mental Health Team 有一位精通英語、普通話及廣東話的港裔個案管理員 Sophia Woo 在這裡帶領許多華人支持性團體，每年也有許多來自香港的社工系大學生，在她的安排下從事精神醫療社工的實習。參與團體治療的成員，很多請長假，離開台灣到溫哥華養病，他們能清楚的說出在台灣精神科的主治醫師名字，大部分都是我所熟悉的。

　　在台灣精神科門診時，我們曾不經意的跟病人說壓力不要太大，或是換個環境休息一下，他們就在家人的安排下，到另一個國度休養。美麗的溫哥華真的令人感到很舒服、寧靜，不像美國那麼資本主義，生活步調緩慢悠閒，是適合精神病患復健的城市。很多來養病的人，在衛生局的介紹下，參加我們主持的兩岸三地華語支持性團體心理治療…。

WHAT IS THE CMA PROGRAM?

Crystal Meth Anonymous

What are the Twelve Steps?

Why one day at a time?

What about relapse?

What about alcohol and other drugs?

What about other programs?

How can I stay clean?

《十二步驟方式廣泛被運用在許多成癮性匿名團體》

第十四章　聲瞎啞跛向前行

　　下班時正下著傾盆大雨，佇立在門窗邊的一個病人跟我說，*Doctor, It's pouring.* 我也無奈的回答，*Yes, It rains cats and dogs.* 然後向病人說 *See you.* 優雅的開門出去，撐著傘兜雨在櫻花飄落的午后。

　　不記語從何起，大約說出國前母親因急性腹痛，我陪她到市區的醫學中心急診，在我母親旁邊的是一個沒有家屬的外國人，正由義工推床處理一切，可能因為沒有批價繳錢，以致於無法進行下一步的檢查。此時，一個看起來很能幹的護士，自信的對著那個外國人說 Charge（收費），只見那個病人抱著肚子痛苦的看著她，接著護士用更大的聲音說 Money（錢），並伸出手掌做勢要錢，此時只見病人睜大眼睛直視…。護士洩氣又生氣的走了，這時候來了兩位醫生，依我過來人的經驗判斷，應該是住院醫師和實習醫師，感覺上雞同鴨講，敗興而回。接著他們陪著一位看起來較資深的醫師，流利的英文雖不標準，但已經無礙的溝通。他向病人仔細解釋醫療流程及目前的暫時診斷，病人也頷首同意接受他的物理檢查。

　　我想這位醫師一定有到國外進修的經驗，其實台灣一級醫學中心主治醫師有國外臨床研究進修經歷，已經非常普遍。他總算在深夜幫這個醫學中心的急診室扳回點面子。回想起來，我們雖然看的是原文書，讀的是國外期刊，寫的是英文病歷，可惜我們沒有常常有英語溝通的環境，雖然醫院單位與醫師姓名開始推行英文標示，但在醫病關係的英語溝通，可能還是很弱。假如我們有個英文醫院專門提供給外籍病人，像溫哥華總

107

醫院有個跨文化精神科門診（Cross Culture Psychiatry），內有專門講華語（Mandarin）、廣東話（Cantonese）、印度話（Indian），給各種不同母語的病人，更可解決很多國外人士的就醫困擾，間接促進經濟成長。

　　我過去曾經在半夜值班時遇到警察從 PUB 送來的酒精性精神病患，正在困難會談過程中，剛好因為病人的血液常規及生化檢查出現嚴重內科狀況必須立即轉院處理器質性問題，才鬆了一口氣。另外一次是外勞發生急性精神症狀，也是處理未完，雇主剛好有其他想法，把他帶走，我才化險為夷。這種情況未來一定更多，身為急診室主治醫師，應當要有能力掌控全局，才能符合工作團隊的期待。出國當研究員，學到多少臨床實務固然重要，但我希望喝過洋水後，在英文能力，至少有像那位醫師的英語溝通能力。

　　飛機降臨在溫哥華機場，我不是觀光客，也不像是學生，辦的是工作簽證（加拿大簽證處要求的），卻不支薪。海關也搞不懂為什麼你的文件寫著英屬哥倫比亞大學，卻要到溫哥華總醫院去，既然是學習，卻又不是學校發出的入學許可，這好像是醫生進修不易讓一般人了解的問題。入關雖然排在台灣到落磯山脈的旅行團後面，卻被移民官指到另外一區去問話。因為我是屬於比較複雜的個案，這些事情出過國進修的學長，都有經驗傳承。我不擔心，既來之，則安之，見招拆招。我很誠實的申報我帶的東西，秀出我的銀行匯票，移民官也沒說什麼，簡單問完話簽個字，叫我去辦社會安全卡（聽都沒聽過）就讓我走了。然而，最後推行李要出關時，檢查員看了我的申報單，大叫 Money，馬上有個警察過來，叫我到另外一邊，我想難道帶身懷鉅款到貴國促進

經濟成長也要好好了解一下嗎？唉，出國要增進的是知識、膽識、見識，而試誤學習是印象最深的血淚成長。

其實很多時候他們講話我也似懂非懂，聽不懂就是聽不懂，說 Sorry，Pardon，Slow down 讓再多講幾次也是一樣，只是讓他們抓狂而已。微微笑點點頭就過去，好像買東西，一把零錢給他看，外國人自己就會去挑，然後說 Here you go。而我到這裡，已不是觀光區，別人對你的期望應該是會講英文的，英文說不好怎麼當醫生？不把病人嚇死才怪？而醫生那有英文不好的？

到卑詩省內外科醫學會註冊臨床研究員時，對方拿出一本世界衛生組織認可醫學院，在台灣那一欄是空白？差點馬上打道回府，當時真恨不得英文好一點，好好跟他解釋台灣一直很努力要成為世界衛生組織的會員國，醫療水準很高，我的母校校友很多人在美加當教授，學校程度不會輸給裡面許多會員國的醫學院。外國人的思考模式，有時不太容易轉彎，我很怕他們對台灣的印象還停留在 SARS 或 Bird Flu 疫區，或是近日在選舉上一直混亂動盪。是但又擔心講太多他們聽不懂，又覺得可疑。他們問我們醫學教育幾年，我們是六年課程，一年實習。他們是後醫系，怎麼算時間都比我們長，而且專科醫師培訓時間也不比我們短。他們要我先回去，下次儘可能再補一些文件後，他們才會討論。

我問過幾年前來過的學長，都未曾發生過這個問題，或許是目前審核方式改變或有其他因素也不一定。不過就修業年限來講，看起來我們真的比人家少，所以想在這裡當正式醫生，基本上學歷就有問題。如果未來醫學學歷要互相承認，可能修

業方式須與世界先進國家同步，不過過去後醫系在台灣過去的努力，似乎曇花一現，無法成為主流。後來打越洋電話回教育部高教司尋求協助，他們還從網路上參觀我母校的網頁，還好我還記得網址，母校也有英文網頁，編輯的也不錯，最後他們做些討論後，終於核准了我的註冊，現在回想起爭取舉證與擔心遣返的過程中，著實捏了一把冷汗。

　　記得剛來第二天，我還處於嚴重時差，回家時正飄著雨，凜冽寒風打得我雙腳發抖，風景很相似，下錯車站等不到車，又一直的迷路，天色越來越黑，頓時有一種天蒼蒼野茫茫的感覺，像賣火柴的女孩，一根一根的燃燒著僅存的生命之火，直到放下身段，打電話求援，才知道異國的夜色不好玩。

　　過去我也曾是活躍的醫學生，出國旅遊經驗在全班中應該是非常豐富的。自詡曾到紐約、波士頓、巴黎、倫敦、羅馬、雪梨等地搭地鐵自助旅行，回來後自己也覺得很厲害，說穿了這種地鐵跟台北捷運一樣，一站一個圈圈，看不懂字還有紅線、藍線可區別，坐錯到對面再坐回頭，是最簡單旅遊而且放諸四海皆準。而這裡的公車站牌只有寫 BUS STOP，根本不知道下一站停那裡，有時還會轉到其他街道，通常就是迷路的時候。

　　孟子說：「視而不見，聽而不聞…。」可能是我剛到國外的感受，病歷上所有的醫學檢查都是正常，每日病史記載又多又長，醫生護士每個人龍飛鳳舞千變萬化的字裡行間隱藏許多關鍵句與各國移民的多元文化背景，我必須仔細去看出弦外之音，言外之意（To read between the lines.）。病人講的話常語無倫次，加上我的「聽力障礙」，或許連病人都覺得我有問題。台灣的精神科病歷為了表達傳神（如卡到陰，看到三太子，濟公轉世等用英文難以表達），有許多是中文書寫，看習慣中文病

110

歷，到這裡真的不易接軌。我想其他以生化數據或手術訓練或物理檢查的為主的科別研究員，學習起來應較容易。至少會談時，病人心智較正常，不會答非所問，溝通起來也比較簡單。

　　去年世界身心醫學會到美國夏威夷發表論文凱旋回國後，夜郎自大的以為英文溝通就是這麼一回事，現在每天眼睛、耳朵不斷接受到的英語刺激，以前不容易記的英文路名，開始可以朗朗上口，並試著去了解路名典故。吃飯不再只會吃 Combo 或 Today Special，手也不用比 This one 或 Number 1，在一堆 Pizza 前可以說 Garlic 或 Pepperoni。有一次在麥當勞排隊的過程中，收銀員突然要排在後面的我用 Mandarin 協助那位要買薯條，卻一直無法說出 French fry 的東方女子，好像我是這邊的人一樣，真是對我很大的鼓勵。出洋相的機會越來越少，眼睛耳朵越來越能聚焦，那種聾瞎啞跛的感覺，也不那麼強烈了。

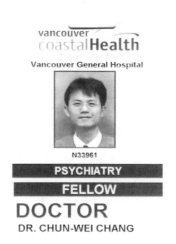

《因為台灣未加入世界衛生組織(WHO)，得之不易的 Photo ID》

精神醫療的

美麗境界

附　錄

Greater Vancouver Mental Health Service Society
LEGACY DACUMENT
1973–2000

SINCE 1973, THE GREATER VANCOUVER MENTAL HEALTH SERVICE (GVMHS) HAS BEEN A LEADER IN COMMUNITY MENTAL HEALTH SERVICE, INSTILLING HOPE FOR CONSUMERS AND FAMILIES, EXCELLENCE IN STAFF, AND BUILDING ACCEPTANCE IN THE COMMUNITY.

THE CULTURE OF THE ORGANIZATION WAS RESPECTFUL, INCLUSIVE, CREATIVE AND SAFE, ENSURING OPEN AND HONEST COMMUNICATION AND A SENSE OF MEANINGFUL PARTICIPATION BY THE BOARD OF DIRECTORS, CLIENTS AND STAFF ALIKE.

AUTONOMY, FLEXIBILITY AND ACCESS AT ALL LEVELS OF THE ORGANIZATION ALLOWED STAFF AND CLIENTS TO EXPRESS THEIR VIEWS FREELY, TO TAKE RISES AND TO REACH THEIR FULL POTENTIAL.

THE VISION OF PROVIDING A COMPREHENSIVE RANGE OF SERVICES TO MEET THE NEEDS OF SERIOUSLY MENTALLY ILL PEOPLE IN THEIR LOCAL

精神醫療的
美麗境界

COMMUNITY WAS DEVELOPED BY DR. JOHN CUMMING AND OTHER PROFESSIONALS. IT REMAINED THE BLUEPRINT FOR THE ORGANIZATION DURING ITS 27 YEAR HISTORY. THIS VISION INCLUDED WHAT WE NOW ADEQUATE INCOME AND EMPLOYMENT.

GVMHS AND AN ORGANIZATIONAL STRUCTURE THAT WAS ACCESSIBLE AND OPEN WHICH FOSTERED COLLABORATION AMONG ALL LEVELS OF COMMITMENT TO THE POPULATION THEY SERVED WENT ABOVE AND BEYOND THE CALL OF DUTY.

FROM THE BEGINNING, GVMHS STAFF WORKED IN PARTNERSHIP WITH LOCAL COMMUNITIES AND THIS SUBSEQUENTLY EXPANDED TO WORKING COLLABORAIVELY WITH VARIOUS MINISTRIES, CARE PROVIDERS, FAMILIES AND CLIENTS.

THE MANDATE OF PROVIDING SERVICES AND SUPPORTS TO THE PEOPLE WHO NEEDED THEM MOST WAS FIERCELY AHEADED TO OVER THE YEARS CONTRIBUTING TO THE ORGANIZATION AND HAVE RESULTED IN LOYALTY OF STAFF AND A SENSE OF CAMARADERIE.

A HOLISTIC APPROACH TO CLIENTS ENSURED THAT INDIVIDUALS AND FAMILIES WERE TREATED WITH RESPECT AND DIGNITY AND THAT THEIR PHYSICAL,

SOCIAL AND EMOTIONAL NEEDS WERE CONSIDERED AND ADDRESSED. A COMMITMENT TO CONSUMER INVOLVEMENT IN TREATMENT, REHABITATION AND IN THE OPERATIONS OF THE ORGANIZATION DEMONSTRATED THE VALUE OF RECOVERY THROUGH PARTICIPATION, CLIENTS AND FAMILY MEMBERS HAVE HAD A VOICE AND MADE INVALUABLE CONTRIBUTIONS THROUGH THE BOARD OF DIRECTORS AND NUMBERS ADVISORY COMMITTEES.

SERVICES, INCLUDING COMMUNITY CONSULTATION AND EDUCATION, WERE PROVIDED IN A TIMELY, EFFICIENT, AND COST-EFFECTIVE MANNER IN RESPONSE TO INDIVIDUAL, FAMILY AND COMMUNITY NEEDS.

SERVICES WERE INNOVATIVE, CHANGING OVER TIME AS THE NEEDS OF PEOPLE AND THE ENVIRONMENT CHANGED. THIS RESPONSIVENESS AND THE CREATIVE PLANNING AND PARTNERSHIPS CONTRIBUTED TO GVMHS' UNIQUE AND OUTSTANDING REPUTATION IN THE FIELD OF COMMUNITY MENTAL HEALTH.

精神醫療的
美麗境界

116

國家圖書館出版品預行編目

精神醫療的美麗境界：大溫哥華精神衛生照護模式＝
Abeautiful mind of paychiatry:greater vancouver mental health
service(GVMHS)/張君威著.--一版
臺北市 ：秀威資訊科技, 2005[民 94]
面 ； 公分. -- 參考書目：面
ISBN 978-986-7263-07-0(平裝)
1.精神醫學
2.長期照護

415.96   94002545

 應用科學類　PB0001

精神醫療的美麗境界

作　　者 / 張君威
發 行 人 / 宋政坤
執行編輯 / 李坤城
圖文排版 / 劉逸倩
封面設計 / 羅季芬
數位轉譯 / 徐真玉　沈裕閔
圖書銷售 / 林怡君
網路服務 / 徐國晉
出版印製 / 秀威資訊科技股份有限公司
　　　　　台北市內湖區瑞光路 583 巷 25 號 1 樓
　　　　　電話：02-2657-9211　　　傳真：02-2657-9106
　　　　　E-mail：service@showwe.com.tw
經 銷 商 / 紅螞蟻圖書有限公司
　　　　　台北市內湖區舊宗路二段 121 巷 28、32 號 4 樓
　　　　　電話：02-2795-3656　　　傳真：02-2795-4100
　　　　　http://www.e-redant.com

2006 年 7 月 BOD 再刷
定價：150 元

讀 者 回 函 卡

感謝您購買本書，為提升服務品質，煩請填寫以下問卷，收到您的寶貴意見後，我們會仔細收藏記錄並回贈紀念品，謝謝！

1. 您購買的書名：_____

2. 您從何得知本書的消息？

　　□網路書店　　□部落格　　□資料庫搜尋　　□書訊　　□電子報　　□書店

　　□平面媒體　　□ 朋友推薦　　□網站推薦　□其他_____

3. 您對本書的評價：(請填代號　1.非常滿意 2.滿意 3.尚可 4.再改進)

　　封面設計____　版面編排____　內容____　文/譯筆____　價格____

4. 讀完書後您覺得：

　　□很有收獲　　□有收獲　　□收獲不多　　□沒收獲

5. 您會推薦本書給朋友嗎？

　　□會　□不會，為什麼？_____

6. 其他寶貴的意見：_____

_____

_____

_____

讀者基本資料

姓名：_____　年齡：_____　性別：□女 □男

聯絡電話：_____　E-mail：_____

地址：_____

學歷：□高中(含)以下　　□高中　　□專科學校　　□大學

　　　□研究所(含)以上 □其他_____

職業：□製造業 □金融業 □資訊業 □軍警 □傳播業 □自由業

　　　□服務業 □公務員 □教職　□學生 □其他_____

To：114

台北市內湖區瑞光路 583 巷 25 號 1 樓

秀威資訊科技股份有限公司　　　收

寄件人姓名：

寄件人地址：□□□

（請沿線對摺寄回,謝謝!）

秀威與 BOD

BOD（Books On Demand）是數位出版的大趨勢，秀威資訊率先運用 POD 數位印刷設備來生產書籍，並提供作者全程數位出版服務，致使書籍產銷零庫存，知識傳承不絕版，目前已開闢以下書系：

一、BOD 學術著作—專業論述的閱讀延伸
二、BOD 個人著作—分享生命的心路歷程
三、BOD 旅遊著作—個人深度旅遊文學創作
四、BOD 大陸學者—大陸專業學者學術出版
五、POD 獨家經銷—數位產製的代發行書籍

BOD 秀威網路書店：www.showwe.com.tw
政府出版品網路書店：www.govbooks.com.tw

永不絕版的故事·自己寫·永不休止的音符·自己唱